NOUVEAU TRAITEMENT

DE LA GOUTTE

ET DES

DOULEURS GOUTTEUSES.

Imprimerie de madame DE LACOMBE, rue d'Enghien.

NOUVEAU TRAITEMENT

DE LA GOUTTE

ET DES

DOULEURS GOUTTEUSES,

Fondé sur une théorie nouvelle.

PAR J.-F. DANCEL,

DOCTEUR EN MÉDECINE,

ANCIEN CHIRURGIEN AUX ARMÉES,

Membre titulaire de la Société de médecine pratique de Paris,

Membre correspondant de la Société des Sciences médicales de Bruxelles.

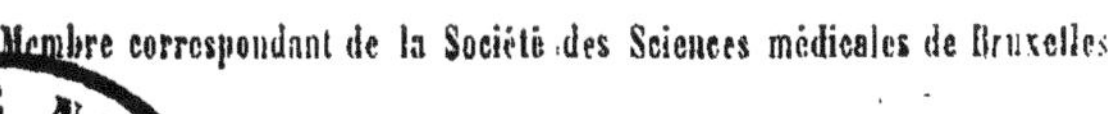

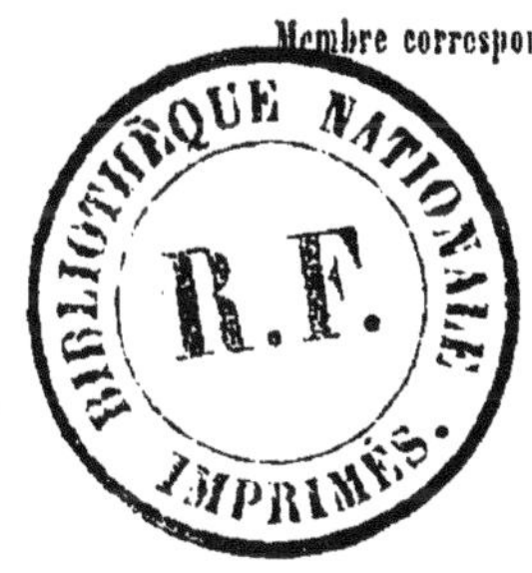

PARIS.

CHEZ CAUMON ET Cie, LIBRAIRES,

QUAI MALAQUAIS, 15,

ET CHEZ L'AUTEUR,

31, RUE SAINT-GEORGES.

—

1848.

PRÉFACE.

Le lecteur trouve, dans ce livre, une manière toute nouvelle d'expliquer la goutte ; et le traitement qui en découle est entièrement opposé à celui que les médecins font suivre le plus généralement aujourd'hui aux goutteux.

Ce travail n'est point le résultat d'une idée appuyée de raisonnements : ce serait un système, et tout le monde sait ce que les systèmes de médecine valent aux malades.

Mon livre est un exposé d'expériences sensibles, matérielles ; de faits patents, d'où je tire des conclusions qui m'autorisent, je pense, à donner tels conseils aux goutteux.

Chacun peut prendre connaissance des faits, et juger si je suis dans le vrai. Ce qu'il verra encore, je n'en doute pas, c'est que les moyens employés jusqu'ici contre la goutte sont, non seulement incapables de produire la plus petite guérison, mais encore ne peuvent être que funestes aux goutteux.

AVANT-PROPOS.

Que peut faire la médecine physiologique, la
médecine d'aujourd'hui, dans les maladies in-
vétérées, constitutionnelles, comme la goutte ?
Espère-t-on modifier le corps dans sa composition la plus intime (et il le faut pour réussir), espère-t-on, dis-je, modifier notre organisation
en lui tirant du sang avec la lancette ou les
sangsues, en le purgeant, en le privant d'aliments nourrissants, en le fatiguant par les bains
ou les sueurs forcées ? voilà cependant les prin-
cipaux, les grands moyens que l'on emploie
journellement pour combattre les maladies. La
plupart des médecins sont dominés par cette idée
de Broussais, qu'aussitôt qu'il y a désordre dans
l'économie, il y a surabondance de vitalité quelque part, irritation avec congestion sanguine,
dans un ou dans plusieurs organes ; alors ils

saignent, en admettant que c'est tuer le mal
que d'affaiblir ainsi leur malade. Et lorsqu'un
bien-être momentané en résulterait, que prou-
verait-il pour un homme qui voit plus que ce
résultat du moment, mais bien les conséquen-
ces qui doivent arriver à la suite de ce traitement débilitant ? Broussais, en localisant les
maladies, a rendu d'éminents services à la
science, mais il lui a fait un tort considérable en
proclamant qu'une maladie dépendait toujours
directement de l'état d'un ou de plusieurs organes et jamais de l'ensemble de la constitution.
Il a ainsi rétréci le cadre de l'étude de l'homme
malade.

Une fois sur le chemin de la localisation, de
cette étude rétrécie, on ne s'est plus arrêté.
S'occuper de la connaissance de tous les organes à l'état de santé et de maladie, c'était encore
trop ; on a diminué l'étendue du terrain à par-
courir ; il est de mode aujourd'hui qu'un médecin ne sache que traiter les affections d'un
seul organe et rarement de deux ; on appelle
cela de la spécialité médicale. L'idée en est
venue au moment où chaque négociant em-
ployait le même procédé pour annoncer que tous
ses efforts tendaient à le rendre remarquable
par telle partie de son commerce.

L'on s'adresse donc à un médecin spécialiste qui s'occupe de telle maladie, comme l'on va trouver un pâtissier pour avoir des gâteaux qui sont sa spécialité. Mais les organes ne sont-ils pas souvent sous la dépendance les uns des autres, et toujours sous celle du *consensus* général. La chose la plus frappante qu'il arrive de cette *spécialité* médicale, c'est que chaque médecin, qui traite ainsi, trouve toujours que le malade qui se présente à lui est atteint de la maladie dont ce docteur s'occupe habituellement. Chose étrange ! cependant toute simple, toute naturelle.

L'esprit de l'homme est ainsi fait qu'il devient étroit et perd ses moyens de comparaison, de jugement, lorsqu'il se porte et se concentre sur un même point, sur un objet unique. Il cesse d'être apte à raisonner, à juger sur une science ou un art dont il ne voit pas l'ensemble, qu'il néglige pour être tout entier à une de ses parties ; il finit même par faire de son sujet d'études le point principal, l'important, d'où le reste découle, selon lui ; bientôt, enfin, il prend la partie pour le tout. Cela est si vrai, en médecine, que lorsqu'il a été question de classer, d'après sa nature, quelque maladie plus obscure que les autres, cette maladie a toujours été rapportée à la partie qui a fait le sujet spécial des études de celui qui l'a classée. C'est ainsi qu'il en est du choléra.

Pinel, qui s'occupa spécialement des fièvres, a dit que le choléra était une variété de fièvre.

Broussais, qui ne voyait partout que gastro-entérite, a professé que le choléra - morbus n'était qu'une gastro-entérite.

Boisseau, élève de ce célèbre maître, a fait du choléra une gastrite suraiguë.

M. Magendie, qui s'occupe beaucoup d'expériences sur les battements du cœur, est d'avis que ce fléau tient à un affaiblissement des contractions de cet organe.

Etc., etc.

Mais cette divergence d'opinions est beaucoup plus frappante lorsqu'il s'agit d'objets matériels.

L'iris, au milieu de laquelle est la pupille de l'œil, a une organisation assez fine et assez déliée pour que les anatomistes ne soient point d'accord sur sa nature. Lorsque Ruysh, immortel par ses beaux travaux sur les vaisseaux sanguins, fut appelé à se prononcer sur la nature de cette membrane, il dit qu'elle était un lascis de vaisseaux sanguins.

Gall, qui, toute sa vie, étudia la substance

cérébrale, déclara que cette même membrane était, en grande partie, composée de substance cérébrale.

Broussais, qui pensait toujours aux irritations des membranes muqueuses, a été d'avis que l'iris était une membrane muqueuse.

On ne peut s'empêcher d'éprouver une certaine satisfaction en songeant que, si l'on n'a point la célébrité de ces grands hommes, on possède un jugement qui n'est point affaibli de manière à pencher ainsi toujours du même côté.

Mais, quelle médecine que cette médecine locale, dite des organes ! On observe journellement des faits qui devraient en détruire toutes les illusions. Pour en fonder le traitement, ou plutôt pour baser l'énergie de son traitement, qui est toujours d'ôter de la force, de la vigueur, il faut se fonder, en grande partie, sur les douleurs, *ces cris de la nature*, comme les appelait Broussais. — Mais ces cris, pour les mêmes maux, sont plus ou moins forts, selon les individus. Telle personne a des attaques de nerfs occasionnées par la piqûre d'une sangsue, telle autre peut supporter sans trop de plaintes l'application du moxa.

Nous voyons des femmes nerveuses qui éprouvent de temps en temps des douleurs atroces d'estomac qui passent promptement, et dont on n'est pas effrayé comme d'une douleur sourde et à peine ressentie dans le même endroit par un paysan.

La destruction de certains organes peut s'opérer chez quelques personnes, presque à leur insu, tandis que chez d'autres, dès que ces mêmes organes commenceront à être attaqués par le mal, il en résultera des douleurs intolérables.

Bien plus, il y a des douleurs senties sans la plus légère lésion organique.

La violence et l'intensité de la douleur ne sont donc pas des mesures infaillibles du mal. Comment alors baser sur elle un traitement?

Lors même que le médecin physiologiste parvient à bien constater l'état d'un organe, en est-il plus avancé pour remettre cet organe dans ses conditions normales? Il rencontre un poumon gorgé de sang, dans lequel l'air entre difficilement; devra-t-il tirer du sang pour dégorger cet organe? On répondra: c'est le remède indiqué. Cependant, si une personne faible reste quelque temps au lit, elle présente bientôt un engouement dans les poumons, occasionné par le sang qui y stagne en obéissant aux lois de la pesanteur ; c'est ce qui arrive à la suite d'une longue fièvre typhoïde. La présence de cet engorgement se fait remarquer par une toux fréquente, du râle et de la matité dans le côté affecté. Faut-il saigner une personne dont la maladie prend sa source dans la faiblesse ? Le poumon est-il engoué d'air ? est-il, comme on le dit, frappé d'emphysême parce que l'atonie générale ne donne pas à cet organe la force d'élasticité nécessaire pour faire sortir intégralement l'air qu'il a admis dans ses vésicules dilatées ? faut-il alors des sangsues ? des saignées ? Oui, dit-on, car on a vu des malades déclarer, après ces remèdes, qu'ils souffraient moins. Je le crois ; le sang, c'est le principe excitateur de la vie, et moins on en a, moins on doit souffrir ; mais en définitive, où conduit une telle médication ? à la destruction de la vie.

Les battements désordonnés du cœur sont, dit-on, des signes d'une surabondance de sang; mais une jeune fille faible, et d'un sang visiblement pauvre, a des palpitations à la plus petite émotion, ou bien après avoir monté dix marches d'un escalier; à la suite d'une grande perte de sang, une femme est aux prises avec les douleurs de tête les plus violentes ; après une blessure, où il y a eu également une perte de sang considérable, ces mêmes maux se déclarent. Faut-il saigner, ici? cependant on saigne généralement pour des maux de tête comme pour des palpitations.

On le voit, dans les cas les plus simples, aussitôt qu'un médecin ne tient pas compte de l'état général, et qu'il s'occupe seulement de l'organe malade, il est exposé aux plus funestes erreurs.

Je le reconnais et je l'ai vu, du mieux et même des guérisons ont eu lieu souvent après des saignées; mais les personnes du monde, comme les médecins, se tromperaient grossièrement s'ils croyaient que ces succès sont uniquement dus à ce moyen employé. Dans ce cas, le moyen a favorisé la guérison, a aidé la nature à faire rentrer les choses dans l'état normal, et voilà tout.

Une saignée est au corps de l'homme ce qu'une tranchée serait au bord d'un bassin rempli d'eau, qui aurait besoin de réparation; cette tranchée faciliterait la réparation comme la saignée facilite le rétablissement d'un malade.

Une preuve que la saignée ne guérit pas seule une maladie, quoique celle-ci disparaisse après l'émission sanguine, c'est que la même maladie ne cède pas toujours à la même opération. Si l'on est heureux de compter beaucoup de fluxions de poitrine ainsi enlevées, combien n'en a-t-on point vu qui, malgré les saignées, ont emporté les malades, quoiqu'ils fussent d'ailleurs dans de bonnes conditions de guérison. Le corps peut se trouver dans certains états où le sang se porte outre mesure sur un organe, et ne cessera de s'y porter tout le temps qu'il y en aura une goutte, et tout le temps qu'on ne modifiera point cette disposition morbide. Il faut, je le répète, que la nature ou le médecin vienne en aide en changeant l'état général.

La nature le fait dans le plus grand nombre des cas ; mais lorsque la maladie est ancienne, n'importe son espèce, et que la constitution y est habituée, ou en est profondément altérée, il y a rarement des guérisons sans de puissants moyens, et ces moyens n'auront aucun résultat, s'ils n'agissent sur l'ensemble de la constitution.

On ne peut le méconnaître, les charlatans, avec leurs drogues énergiques, guérissent beaucoup de maladies contre lesquelles avaient échoué les prescriptions médicales. C'est parce qu'au milieu du nombre des victimes qu'ils peuvent faire, ces charlatans, en administrant leurs drogues, occasionnent chez ceux qui les prennent une perturbation qui peut être favorable à leur rétablissement. Le choléra de 1832

a porté un coup à la médecine de l'irritation, à
la médecine physiologique, qui, à lui seul, aurait pu la tuer. Ce fléau, qui faisait l'effet d'un
purgatif porté à outre mesure, a guéri, à la
connaissance de tous les médecins qui l'ont
observé, des asthmatiques et des hydropiques,
etc., abandonnés et considérés comme étant
incapables de supporter la plus petite médecine
excitante.

Il faudrait également nier l'évidence pour ne
pas reconnaître que l'homéopathie a redonné
la santé à un grand nombre de personnes qui
languissaient avec des affections chroniques de
l'estomac et de la poitrine, etc., et auxquelles les
adeptes de la médecine de l'irritation auraient
craint d'ordonner quelque chose d'excitant. Les
succès obtenus par l'homéopathie ne sont point
dus à ses drogues, qui sont les nôtres infiniment
divisées, mais bien au régime qui y est adjoint.
L'alimentation raisonnée prescrite par les ho-
méopathes, en agissant sur l'ensemble de la constitution, a guéri des personnes restées depuis
longtemps dans une grande faiblesse, entretenue par le régime destructeur de la diète.

Quant à la goutte, que peut faire une médecine qui n'est basée que sur des connaissances
anatomiques et physiologiques, incapables de

modifier la constitution d'un corps malade? Il faut ici administrer des substances qui puissent non seulement augmenter ou diminuer l'énergie des organes, mais encore qui procurent à ces derniers un changement dans leur composition chimique.

Il faut employer les ressources de la médecine anatomique, physiologique et *chimique*. On ne peut comprendre comment on arriverait à opérer dans le corps quelques heureux changements, certains et durables, si l'on négligeait l'une de ces trois branches de la science médicale. Cependant, cette négligence est presque universelle aujourd'hui ; elle tient à ce que l'on ne sait point assez comment se comportent et se transforment, dans l'économie, les aliments que l'on permet et les médicaments que l'on ordonne. Cette connaissance est pourtant indispensable pour le traitement des maladies de longue durée, pour celles qui affectent profondément la constitution , pour la goutte , par exemple. Ici, ce n'est pas seulement avec les médicaments que l'on guérit, c'est aussi avec le choix des aliments.

Mais il faut savoir le faire. C'est ce qui était fort difficile avant les travaux récents de quelques chimistes et principalement de Justus

Liébig sur la chimie organique appliquée à la physiologie animale. Par sa méthode quantitative, ce savant est parvenu à démontrer, avec la plus grande clarté, la relation des aliments avec le but qu'ils ont à remplir. Il a prouvé que toutes les parties du corps sont primitivement du sang, ou du moins qu'elles sont amenées par ce liquide aux organes qui doivent se former; qu'il s'effectue sans cesse dans notre économie une mutation de substances plus ou moins accélérée; que les tissus quittent en partie leur état de vie pour se convertir dans des substances dépourvues de formes propres, et qu'ils se renouvellent ensuite après s'être ainsi transformés ; que tous ces phénomènes peuvent être activés par des forces chimiques prises dans les médicaments agissant dans le même sens, ou ralentis, et même arrêtés, par des forces chimiques d'une action contraire.

Une condition inhérente à l'entretien de la vie, avec l'usage des aliments, est l'absorption non interrompue de l'oxygène atmosphérique, qui, dans cette circonstance, a une étroite liaison avec les aliments. On a constaté, par de nombreuses expériences, que l'homme adulte et convenablement nourri, absorbe dans l'année 370 kilogr. environ d'oxygène, ou 1,015 gram.

par jour ; cependant, à la fin du jour, comme à la fin de l'année, il se trouve qu'il n'a ni augmenté ni diminué.

Cet oxygène ne reste donc point dans le corps ; il en ressort, par la respiration et la peau, à l'état d'acide carbonique, c'est-à-dire combiné avec le carbone qu'il prend aux organes ; et cette portion de carbone, prise aux organes, leur est rendue par les aliments. Autrement, il y a dépérissement, ou, du moins, diminution de l'individu. En supposant, comme nous l'avons dit, qu'un homme soit convenablement nourri, et qu'il absorbe 1,015 grammes d'oxygène par jour, il doit reprendre, dans le même intervalle, par les aliments, la quantité de carbone nécessaire pour servir de combustion à l'oxygène.

Plus un homme respire d'oxygène, plus il lui faut d'aliments pour fournir du carbone à cet oxygène ; c'est-à-dire, pour que le corps d'un homme soit dans une condition satisfaisante, il faut qu'il ait une alimentation en proportion de la quantité d'oxygène atmosphérique qu'il absorbe, et c'est ce que l'on observe.

Les enfants, dont la respiration est plus accélérée, mangent plus, proportionnellement, que les adultes, et ne supporteraient pas la faim aussi longtemps que ces derniers.

Un oiseau, qui respire beaucoup plus rapidement que l'homme, meurt de faim le troisième jour. Un serpent, dont la respiration est excessivement lente, peut rester trois mois sans manger.

L'agitation et le mouvement excitent la respiration, et, par conséquent, l'entrée de l'oxygène dans la poitrine. Aussi les animaux et les hommes qui s'agitent beaucoup ont besoin d'une grande quantité de nourriture.

Il est d'observation que les habitants du nord mangent plus que ceux du midi ; c'est que l'air froid du nord contient plus d'oxygène que l'air du midi, qui est toujours mêlé à une certaine quantité de vapeur. C'est par la même raison qu'en France nous prenons 1/8e d'aliments de plus en hiver qu'en été.

Ainsi l'oxygène, en vivifiant le sang, prend une portion de notre corps, le carbone; et si ce carbone n'est point fourni par des aliments, l'oxygène le prend au détriment des muscles, de la graisse, etc., qu'il détruit ainsi. De là, selon Justus Liébig, la cause de la mort dans les maladies chroniques, où la réparation ne se fait pas en assez grande quantité pour fournir aux exigences de l'oxygène.

Pour arriver à former nos organes, les ali-

ments doivent être auparavant transformés en
sang. Ce que nous prenons comme aliment
n'est pas susceptible d'entretenir notre vie, s'il
ne contient, dans sa composition intime, de la
fibrine ou de l'albumine.

Pour savoir quelles sont les matières capa-
bles de se transformer en sang, il est nécessaire d'examiner la composition des aliments,
et de la comparer avec celle de ce liquide.

Lorsque le sang d'un animal, d'un homme,
est reçu dans un vase en sortant du corps,
il se divise en deux parties : l'une solide, le
caillot, et l'autre liquide, le *serum*. Le caillot
n'est rien autre chose que de la fibrine, ou la
substance identique dans toutes ses parties à la
fibre musculaire. Dans le serum, on trouve l'albumine analogue au blanc des œufs. La fibrine
et l'albumine, les parties essentielles du sang,
renferment :

Sur cent parties.

Carbone. . . .	51,96
Hydrogène. . .	7,25
Azote	15,07
Oxygène. . . .	21,30
Cendres. . . .	4,42

L'analyse chimique a démontré que la fibrine
du sang et son albumine sont composées des

mêmes éléments organiques et en mêmes pro-
portions : on est parvenu à former de la fibrine
avec de l'albumine, *et vice versa*, et elles peuvent
l'une et l'autre devenir fibre musculaire.

On trouve, comme nous venons de le voir,
dans les principes essentiels du sang, quinze
parties d'azote pour cent ; et en analysant tous
les organes qui prennent part au travail vital, on
rencontre cette même quantité d'azote. Il est
donc évident que toutes les substances alimen-
taires, qui sont destinées à la formation du
sang et des tissus, doivent contenir de l'azote,
car le corps ne peut en produire, si cet élément n'y entre pas combiné avec les aliments.

C'est d'après ces observations, que Justus
Liébig a divisé les aliments en aliments propres à la sanguinification, à la reproduction des
organes, ou aliments plastiques, et en aliments
propres seulement à entretenir la respiration,
ou aliments respiratoires.

Les aliments nourrissants ou plastiques sont :

La fibrine végétale ;

L'albumine végétale ;

La caséine végétale ;

La chair et le sang des animaux.

Ces aliments renferment de l'azote, plus une
certaine quantité de soufre qui peut en être éli-

minée sous forme d'acide hydrosulfurique.
L'albumine et la fibrine du sang renferment la
même quantité de soufre.

Les aliments incapables de former du sang,
sont :

La graisse ;
L'amidon ;
La gomme ;
Les sucres ;
La pectine ;
La bassorine ;
La bière ;
Le vin ;
L'eau-de-vie, etc.

Tous ces corps sont impropres à la nutrition,
parce qu'ils ne contiennent point d'azote.

Il est remarquable que tous les principes nutritifs et azotés des plantes ont la même composition que les principes essentiels du sang, et
que le caséum du lait a également une composition identique à la fibrine et à l'albumine
du sang. La caséine des plantes offre le même
résultat.

Il y a donc toujours un peu de nourriture
dans les végétaux. C'est ce qui fait dire à Justus
Liébig : « Celui qui s'étonnerait de voir les vé-
» gétaux créer les principes du sang, n'aurait

» qu'à se rappeler que la graisse de bœuf ou de
» mouton se rencontre toute formée dans les
» semences du cacao ; que la graisse humaine
» se retrouve dans l'huile d'olive; que le beurre
» de vache est identique au beurre de palme ;
» que toutes les graines oléagineuses enfin ren-
» ferment de la graisse humaine et de l'huile de
» poisson. »

A la suite de ces quelques données sur l'alimentation, mettons les observations suivantes, faites
par M. le professeur Andral, sur l'hémathologie
pathologique ; les unes comme les autres, peu
connues du monde, nous serviront pour montrer
la réalité de notre théorie de la goutte, et pour
faire approuver notre traitement de cette cruelle
affection.

« Chez les différents individus d'une espèce,
supposés toujours à l'état sain, dit ce professeur,
les divers principes du sang peuvent également
présenter, dans leur quantité, des variétés qui,
toutefois, restent toujours renfermées entre de
certaines limites. Il en résulte, pour chacun de
ces principes, un maximum et un minimum au-
dessus et au-dessous desquels l'état physiologique ne peut plus exister, tandis que cet état est
compatible avec ce maximum et ce minimum,
ainsi qu'avec tous les chiffres intermédiaires.

» La moyenne de la fibrine, dans le sang de l'homme, est, à l'état physiologique, de 5 parties sur 1,000.

» Chez les individus bien portants, la fibrine peut osciller autour de cette moyenne, de manière à descendre jusqu'au chiffre 2 parties 5/10, ou à remonter jusqu'au chiffre 3 parties 5/10, sans que l'état physiologique soit détruit.

» Il y a même quelques personnes qúi, sans être malades, peuvent avoir dans leur sang jusqu'à près de 4 en fibrine, ou chez lesquelles ce principe peut s'abaisser jusqu'à 2. Mais ce sont là, il faut le reconnaître, des maximum et des minimum fort rarement compatibles avec l'état physiologique. On doit les regarder comme des espèces de chiffres exceptionnels, qui n'appartiennent qu'à de véritables idiosyncrasies.

» En prenant le chiffre 127/1000 comme le chiffre qui représente les moyennes des globules dans le sang de l'homme, on trouve, dans l'état physiologique, pour maximum des globules le chiffre 140, et pour minimum 110. Mais ce maximum 140 est lié à l'état pléthorique qui, en se développant, devient un état morbide. La force de la constitution est la condition de l'économie qui contribue le plus à élever les globules vers leur maximum, tandis que la faiblesse congénitale ou acquise est la condition qui les abaisse vers leur minimum (1). »

M. le professeur Andral explique un peu plus loin (2), de la manière suivante, l'état pléthorique qui est ordinairement celui des goutteux.

« La véritable pléthore est plus souvent constitutionnelle qu'elle n'est acquise. On ne la crée pas toujours à volonté par une nourriture très substantielle. Il ne suffit pas, pour qu'elle se produise, qu'un individu introduise journellement dans ses voies digestives beaucoup de matériaux réparateurs, et qu'il en dépense fort peu. La pléthore semble souvent dépendre d'une constitution primordiale du sang (3) qu'il ne nous est pas donné de produire aussi facilement que nous produisons l'anémie, ce qui veut dire, en d'autres termes, qu'il est beaucoup plus en notre pouvoir d'appauvrir le sang que d'en accroître les richesses.

» Dans la pléthore, comme dans l'anémie, l'état particulier du sang est la cause appréciable de la modification générale que présente

____

(1) Essai d'hémathologie pathologique, page 29.
(2) Page 44.
(3) Pour moi, cette pléthore est occasionnée par le grand nombre des globules du sang dont la nature a doté les pléthoriques. (*Note de l'auteur.*)

l'organisme. C'est là, du moins pour nous, le fait primitif au-delà duquel nous ne pouvons pas remonter, et auquel nous sommes en droit de rapporter tous les autres. Sans doute, chez l'individu naturellement pléthorique ou anémique, des forces ont agi dès le commencement de la formation de l'être, qui ont imprimé au sang une certaine constitution qu'il lui est imposé de garder ; mais cette constitution une fois produite, il n'en reste pas moins le seul fait constatable, le seul dont l'observation puisse s'emparer pour en faire la *cause expérimentale* des phénomènes.

» Mais les limites de la science sont-elles posées, lorsqu'on a dit, d'une manière générale, que le sang est abondant et riche dans la pléthore? qu'il est rare et pauvre dans l'anémie? Cette question est importante à examiner, et je vais tour à tour m'occuper de la résoudre pour l'un et pour l'autre de ces états.

» L'opinion la plus accréditée, relativement à l'état du sang dans la pléthore, c'est que ce sang remplit les vaisseaux en plus grande quantité ; que ces divers éléments organiques sont devenus plus abondants, et qu'il est, en particulier, plus riche en fibrine.

» Examinons tour à tour ces diverses assertions :

» L'augmentation de quantité du sang dans la pléthore est impossible à démontrer. Comment estimer, en effet, quel est, en poids ou en volume, la masse de liquide contenue dans les vaisseaux ?

» Mais si l'on ne peut arriver à cette estimation, et si, par conséquent, nous sommes obligés de reconnaître que nous ne savons pas si les pléthoriques ont, dans leur appareil circulatoire, plus ou moins de sang que d'autres individus, nous pouvons chercher à déterminer si le sang des pléthoriques n'a pas une composition particulière. Or voici, à cet égard, ce que m'a appris l'analyse :

» Elle m'a montré d'abord qu'il n'est pas vrai que dans la pléthore le sang contienne notablement plus de fibrine que dans toute autre circonstance; j'ai trouvé, en effet, 2,7/10 en fibrine, comme moyenne du principe, dans trente-une saignées pratiquées à des individus chez lesquels la pléthore était très caractérisée. Les unes ne présentaient pas encore d'accident notable : c'étaient pour eux de simples saignées de précaution; chez les autres, on observait des vertiges, des tintements d'oreilles, des palpitations de cœur, une extrême gêne de la respiration, une injection comme apoplectique des conjonctives et de la face, etc. Ainsi, chez ces individus, la fibrine n'atteignit pas même tout à fait la moyenne physiologique. Les accidents de la pléthore ne dépendent donc pas, comme on l'a souvent répété, d'une augmentation de fibrine dans le sang; par conséquent, au point de vue de la composition du sang, les individus pléthoriques ne seraient pas plus disposés que d'autres à contracter des inflammations, et je ne crains pas d'affirmer que, si l'on interroge à cet égard les faits cliniques, ils conduisent à la même conclusion. Ce n'est qu'une fausse analogie de symptômes qui a fait dire que la pléthore disposait aux phlegmasies. Les résultats donnés par l'analyse du sang se trouvent ici parfaitement d'accord avec ceux auxquels conduit l'observation clinique.

» La fibrine n'augmente donc pas sensiblement dans la pléthore. Elle reste dans les limites de son état physiologique, et ne tend même pas, dans le plus grand nombre des cas, à s'élever vers la limite supérieure de cet état.

» Les matériaux organiques du serum n'offrent non plus, dans la pléthore, aucun changement remarquable de proportion.

» Restent donc les globules, et c'est effectivement la grande élévation de leur chiffre qui fonde, dans le sang, le caractère de la pléthore ; dans les trente-une saignées dont j'ai déjà parlé, j'ai trouvé, pour moyenne des globules, le chiffre 141 ; pour minimum 131, et pour maximum 154.

» Le sang des pléthoriques diffère donc du sang ordinaire, par la plus grande quantité des globules, et par la quantité beaucoup moindre d'eau qu'il contient.

» Les propriétés physiques de ce sang peuvent parfaitement s'expliquer par la nature du changement qu'il a subi dans sa composition.

» Ainsi, avant qu'il ne soit coagulé, le sang des pléthoriques est remarquable par sa forte coloration, ce qui est en rapport avec la grande proportion de globules qu'il contient.

» Lorsqu'on l'examine après qu'il s'est coagulé, on remarque que, généralement, le serum est plus ou moins coloré, que le caillot est large, volumineux, d'une fermeté médiocre, et qu'il retient beaucoup de serum à sa surface ; on ne trouve jamais de couenne, tout au plus peut-on y observer parfois une pellicule mince et transparente, ou quelques irisations éparses, si le sang s'est écoulé très rapidement de la veine.

» Le volume considérable du caillot dépend manifestement du grand nombre de globules, et sa mollesse, ainsi que l'absence constante de la couenne, dépend de la faible proportion de la fibrine relativement à celle des globules.

» La surabondance des globules, dans le sang des pléthoriques, coïncide chez eux avec une certaine modification de l'état physiologique, et aussi avec un certain nombre de fait ; pathologiques qui paraissent en être une conséquence.

» Ainsi, toutes les fonctions sont généralement plus actives, et il y a comme une surabondance de vie. La digestion se fait vite, la respiration est favorisée par le grand développement de la cavité thoracique, la circulation est rapide, le cœur bat avec force, mais c'est une erreur d'admettre, ainsi qu'on l'a fait, qu'en pareil cas ses battements pouvaient être accompagnés d'un bruit de souffle. J'ai pu moi-même émettre naguère cette opinion ; mais une observation plus attentive et plus longue m'a convaincu qu'il n'en était jamais ainsi, et que, par conséquent, dans les cas où l'on avait perçu chez des pléthoriques un bruit de souffle au cœur ou dans les artères, c'est que le diagnostic avait été mal posé, et qu'il y avait alors avec la pléthore une autre maladie.

» En insistant sur toutes ces modifications de fonctions, qui coïncident avec l'état pléthorique, je ne veux point répéter ici ce qui est partout ; je n'ai dû en parler que pour faire ressortir leur coïncidence avec la modification fondamentale qu'éprouve le sang dans cet état, savoir : une augmentation de ses globules. Toutefois, je remarquerai encore la disposition particulière que présente alors le cerveau à s'exciter, la facilité et en même temps la mobilité des émotions, sans qu'on observe d'ailleurs ces exagérations ou ces aberrations de sensibilité et ces prédominances nerveuses que nous verrons au contraire tout-à-l'heure accompagner, d'une manière presque nécessaire, un état contraire du sang, savoir : la diminution anormale de ses globules.

» Les individus, dont le sang contient une surabondance de globules, sont sujets à quelques accidents spéciaux, dont on n'a peut-être pas donné jusqu'à présent une explication bien satisfaisante : ainsi les vertiges, les éblouissements, les tintements d'oreilles, les chaleurs de tête qu'ils éprouvent ont été expliqués par des congestions de sang vers le cerveau ; mais ces congestions n'ont jamais été, en pareille circonstance, anatomiquement constatées, et le seul passage d'une quantité surabondante de globules à travers les vaisseaux de l'encéphale me paraît être une circonstance suffisante pour en rendre compte ; mais, chose singulière , s'il arrive au contraire que des globules en trop petit nombre traversent ces mêmes vaisseaux, des accidents analogues se présenteront encore ; de telle sorte, qu'une quantité de globules ou trop forte ou trop faible trouble de la même manière certains actes cérébraux.

» Un excès de globules dans le sang coïncide aussi avec l'apparition plus fréquente et plus facile de certaines hémorrhagies; je chercherai plus bas à en donner une explication.

» Enfin dans ces cas de surabondance de globules, il n'est pas rare de voir naître, par intervalles, une surexcitation générale de l'organisme, portée au point qu'une véritable fièvre peut prendre naissance ; vainement chercherait-on, pour s'en rendre compte, quelque altération dans les solides, ils n'en présentaient aucune, et la fièvre doit alors être considérée comme ayant son point de départ dans un état du sang ; on doit supposer qu'à propos de l'altération phlegmatique d'un solide, développée chez un individu dont le sang contient trop de globules, il survienne de la fièvre ; celle-ci présentera alors une physionomie toute particulière ; elle sera remarquable par les phénomènes de vive réaction qui l'accompagneront; ce sera la forme de fièvre appelée par Pinel angéioténique, et cette forme dépendra moins du siége ou de la nature de la lésion locale que de l'état même du sang. Les saignées la modifieront donc à coup sûr, en agissant sur le sang lui-même, dont infailliblement elles diminueront les globules; mais évidemment utiles sous ce point de vue, elles n'auront qu'une influence beaucoup moins directe sur l'altération phlegmatique qui a produit la fièvre, car cette altération se lie à une autre modification du sang, sur laquelle les saignées ont un pouvoir beaucoup moins immédiat et moins direct, comme nous le verrons plus bas. Les phénomènes de la pléthore, mis en regard avec la composition du sang dans cet état, peuvent nous éclairer sur le rôle que jouent les globules du sang dans l'organisme.

» Je viens d'indiquer ce qui peut résulter pour l'organisme, dans l'état de santé et de maladie, de la surabondance de l'élément globulaire du sang. Mais il est des cas où ce liquide vient à présenter une disposition précisément inverse, c'est-à-dire qu'alors la quantité de globules s'abaisse beaucoup au-dessous de sa moyenne physiologique; et diminuant de plus en plus, elle arrive à un chiffre si bas, que l'on comprend à peine comment, avec si peu de globules dans le sang, la vie peut encore se maintenir.

» Cette diminution, à divers degrés, de l'élément globulaire du sang, est le caractère fondamental de l'anémie, état qui, par conséquent, sous le rapport de la composition du sang, comme sous celui de ses symptômes, est l'inverse de la pléthore. Suivant le chiffre de la diminution des globules, cet état est encore compatible avec un certain degré de santé où il devient, par lui-même, un véritable état morbide qui peut exister seul ou intervenir comme complication dans toutes les maladies. Ainsi donc, en dehors des solides, nous voyons un des principes du sang, s'isolant de tous les autres, exercer, tantôt par son augmentation, et tantôt par sa diminution spontanée, une influence telle qu'il devient le point de départ et le seul élément matériel appréciable dans certain nombre de maladies.

» J'ai trouvé, comme moyenne du chiffre des globules, dans seize cas d'anémie commençante, le chiffre 109; et dans vingt-quatre cas d'anémie confirmée, le chiffre 65. Je n'ai construit ces moyennes qu'avec des cas d'anémie spontanée relatifs à l'espèce humaine ; j'aurais trouvé une moyenne plus basse chez les bêtes ovines, qui, elles aussi, sont sujettes à devenir anémiques, et qui, dans cet état, peuvent avoir un sang tellement pauvre en globules, que j'ai vu un de ces animaux n'avoir plus dans son sang que 15 en globules, tandis que dans l'espèce humaine, le chiffre le plus bas en globules que j'aie rencontré, pour l'anémie spontanée, est 28. Il est vrai que l'homme possède normalement dans son sang plus de globules qu'il n'y en a dans le sang de l'espèce ovine ; d'où il suit que, proportionnellement à l'état physiologique, ce minimum 28 de globules, trouvé dans l'anémie spontanée de l'homme, équivaut, à peu près, au minimum 15 trouvé chez les moutons anémiques.

» Dans l'anémie spontanée, faible ou forte, les globules sont diminués ; la fibrine et les matériaux solides du serum ont conservé leur chiffre normal. Ainsi, dans seize cas d'anémie faible, j'ai trouvé, pour moyenne en fibrine, le chiffre 3, et, dans vingt-quatre cas d'anémie confirmée, le chiffre 3,3/10. »

Ici, M. le professeur Andral met en note « que l'état du sang des animaux montre parfaitement à quel point la fibrine et les globules peuvent rester isolés dans leur accroissement ou leur diminution. Ainsi, le chien, dont le sang contient beaucoup moins de fibrine que le sang de l'homme et de tous les autres animaux qu'il a examinés, est précisément l'animal le plus riche en globules (1). Au contraire le cheval, le mouton, le bœuf, dont le sang contient plus de fibrine que celui de l'homme et surtout du chien, ont dans leur sang beaucoup moins de globules que ces deux êtres. »

Puis M. Andral reprend :

« Les hommes aussi peuvent être quelquefois
» atteints d'anémie spontanée; ils présentent,
» en pareil cas, tous les symptômes qui carac-
» térisent la chlorose chez la femme, et j'ai
» constaté que leur sang subit alors la même
» altération de composition. Ce sont chez eux
» également les seuls globules qui diminuent;
» la fibrine et les matériaux solides du serum
» restent intacts. J'ai trouvé des exemples de
» cette diminution spontanée des globules, et
» chez des hommes encore jeunes, et chez
» d'autres qui étaient âgés de quarante à
» soixante ans. »

(1) La naissance de la rage chez le chien ne pourrait-elle point être favorisée par la grande quantité d'oxygène que les nombreux globules sanguins déposent dans le corps de cet animal?

D'après ces remarques si intéressantes et si précieuses pour notre sujet, il reste donc acquis à la science que ce n'est point à la quantité de fibrine contenue dans le sang qu'il faut attribuer la constitution pléthorique-énergique, mais bien à la quantité de globules sanguins, et que ces globules peuvent, par leur trop grande quantité, occasionner des états de maladie.

I.

De la Goutte.

Malgré le désir que j'éprouve d'exposer, dès à présent, ma théorie et mon traitement de *la goutte* et *des douleurs goutteuses*, je ne puis cependant y céder, croyant qu'il est indispensable de faire connaître au lecteur les principales opinions des auteurs sur ces maladies qui, de tout temps, ont occasionné de grands maux dans l'espèce humaine.

La goutte est ainsi appelée parce qu'on supposait, dans les premiers temps, qu'elle tenait à une affection catharrale produisant des humeurs, qui se distillaient goutte à goutte dans les articulations comme dans les autres parties du corps, où elles occasionnaient de vives douleurs.

Hippocrate attribuait la goutte au transport

de la pituite et de la bile sur les articulations. Galien adopta la même opinion. Paul d'Egine fut d'avis que tous ces désordres tenaient à une faiblesse des articulations où allaient se jeter les humeurs provenant des mauvaises digestions. Fernel et Baillou croyaient que la goutte était due à une espèce d'humeur ou de sérosité. Sidenham a soutenu, dans son livre sur ce sujet, que cette maladie venait d'un défaut de coction de toutes les humeurs, défaut produit par les excès de tout genre. Stoll a fait consister la goutte dans une surabondance de bile mêlée au sang. Pinel la classe dans les inflammations, mais comme provenant d'un principe goutteux. Semmering a dit qu'elle était le résultat d'une inflammation du système lymphatique. Selon Broussais, elle serait une inflammation des tissus articulaires, produite et entretenue par une gastrite chronique.

Parmi les médecins modernes, quelques-uns soutiennent que cette maladie a sa source dans un *état pathologique* du névrilême ou de l'enveloppe des nerfs, et le plus grand nombre sont d'avis qu'elle est occasionnée par une nourriture trop succulente, qui produit un trop plein dans l'économie.

Il serait par trop long, et véritablement inutile, de démontrer combien toutes ces théories sont mal fondées ; elles n'existent plus réellement que dans les livres, si l'on en excepte la dernière, qui est encore assez accréditée dans le monde médical, comme dans la société. Elle découle du système de Broussais, qui voyait partout du trop plein, qui voulait diminuer, affaiblir.

C'est de cette dernière théorie seulement, que nous nous occuperons un peu, pour en mettre la fausseté en évidence.

D'après elle, la goutte a pour effet : « De gor-
» ger, en quelque sorte, tous les tissus de maté-
» riaux nutritifs, et de leur en fournir davan-
» tage que le travail de décomposition ne peut
» en enlever. Deux voies d'excrétion, celle des
» urines et celle de la transpiration cutanée,
» maintiennent encore assez longtemps l'équi-
» libre ; mais, tôt ou tard, il arrive que ces voies
» d'excrétion ne peuvent plus suffire, ou bien
» l'une d'elles vient à être momentanément et
» plus ou moins complètement interrompue par
» une cause quelconque, et alors les matériaux
» nutritifs en excès, qu'elle devait conduire au
» dehors, sont transportés sur les tissus fibreux
» articulaires ; ils en accroissent la nutrition ; de
» tissus presque insensibles ainsi que le veulent

» leurs fonctions presque mécaniques de ré-
» sistance et de soutien, en les douant en quel-
» que sorte de nouveaux degrés de vitalité, ils
» en font des tissus sensibles, irritables, qui ne
» pourront bientôt plus remplir sans douleur
» les fonctions qui leur appartiennent, et dis-
» posés à s'enflammer sans cesse, spontanément
» et par le progrès naturel de ce travail moin-
» dre, ou bien sous l'influence de l'une des
» causes précédemment qualifiées. »

A l'appui de cette théorie, on dit que la goutte n'attaque, en général, que les gens riches, qui se nourrissent de mets succulents. Nous répondrons à cela que ce ne sont pas les gens riches qui prennent les aliments les plus nutritifs; leurs tables sont toujours servies de mets fort agréablement préparés, qui ont peut-être cessé, par cela même, d'être aussi nourrissants qu'ils l'étaient avant cette préparation. Les gens riches font moins d'excès de table que les personnes qui sont bornées dans leurs moyens d'existence. S'ils usent de quelques mets succulents que ne peuvent se procurer ces derniers, ils mangent beaucoup moins de pain, qui est un aliment fort abondant en principes nutritifs. Le vin, le café et les liqueurs que les riches seulement boivent, dans certains pays, ne contiennent aucuns principes nutritifs, puisque Justus Liébig les classe parmi les éléments propres seulement à l'entretien de la respiration. On a dit encore que les gens riches goutteux qui perdaient leur fortune guérissaient de la goutte. Ce fait n'est pas constant, je connais des goutteux que la pauvreté, loin de les avoir guéris, ne fait que d'ajouter à leurs maux. Cependant, il peut arriver qu'en perdant sa fortune, on cesse d'avoir les moyens de faire des excès, n'importe leur nature, qui sont aussi contraires dans la goutte que dans toute autre maladie. De là, les guérisons observées dans ce cas. Mais ce qui se voit plus souvent, c'est que lorsqu'une personne sujette à la goutte vient à perdre un grand emploi, elle cesse fort souvent d'être attaquée de ce mal ; nous en connaîtrons plus loin la raison.

La goutte, suivant cette théorie, ne paraît, en général, qu'à une époque de la vie où les organes cessent d'augmenter, et que la cause de cette maladie provient ainsi du trop plein qu i se formerait dans le corps ; cette raison est su - perficielle : parce que l'on voit quelqu'un prendre de l'embonpoint à quarante ans, on le croit plus sanguin qu'à l'ordinaire ; il est plus gras, et voilà tout ; son sang n'est pas plus riche en fibrine qu'à vingt-cinq ans, et même, au fur et à mesure qu'il arrive dans un âge plus avancé, ce sang est moins riche en principes nourriciers, et se reproduit avec plus de difficultés. Il n'y a aucun rapport entre le sang et la graisse, comme nous l'avons vu ; on ne trouve point les éléments de celle-ci dans le sang, elle se produit en dehors de lui, et, nous le répétons, c'est une trop grosse erreur que de supposer un homme riche en sang, parce qu'il est gras. La production de la graisse est favorisée par le repos; les animaux toujours en mouvement, en sont privés. Le lièvre, le chevreuil, les singes, etc., etc., ne sont jamais gras. On sait que le meilleur moyen à employer pour engraisser un animal, est de le priver de mouvement. Si les hommes engraissent, lorsqu'ils arrivent à un âge raisonnable, c'est qu'ils se ménagent davantage, qu'ils font moins d'excès, qu'ils se livrent à moins d'exercices, et qu'ils commencent à être moins portés pour le mouvement, que dans leur jeunesse.

On a également tort de supposer que, chez les hommes faits, la digestion et la nutrition se font plus facilement que dans le jeune âge, et cela, au point d'occasionner ce trop plein qui produit la goutte. Pourquoi accorder à ces importantes fonctions de la vie, la digestion et la nutrition, le privilége de se conserver actives, intactes, alors que toutes les autres commencent à perdre de leur activité? C'est impossible! La digestion et la nutrition perdent de leur puissance en même temps que les autres fonctions du corps; elles ont besoin, pour bien s'accomplir dans l'âge du retour, de mille précautions qui peuvent être méprisées dans la jeunesse; les hommes faits agissent prudemment en réglant leurs repas à des heures fixes, en passant plus de temps à table, pour faciliter la digestion qui ne se ferait déjà plus aussi bien chez eux, s'ils négligeaient, comme dans le jeune âge, de bien triturer les aliments, de les mêler dans leur bouche avec la salive qui est digestive. Ce n'est pas alors faire des excès de table, que d'y rester un peu longtemps.

La vie la plus sobre, avec la continence la plus grande, ne préservent point de la goutte, même les personnes qui n'ont jamais eu de parents goutteux. Parmi les exemples rapportés d'un tel fait, on a celui du pape Grégoire-le-Grand, qui, malgré sa grande sobriété, eut la goutte pendant trente ans, et ne put écrire la majeure partie de ses œuvres, qu'avec deux doigts, les seuls que la maladie lui eût laissés libres. J'ai connu une demoiselle, âgée alors de

cinquante ans, d'une grande piété, et qui avait
fait maigre plus de la moitié de sa vie ; la goutte
ne l'avait pas épargnée, quoiqu'elle et les siens,
qui étaient des paysans, n'eussent pas connaissance qu'il y eût jamais eu des goutteux dans
leur famille.

Beaucoup des personnes qui sont affectées de
la goutte ont lu l'histoire du Vénitien Cornaro, qui, atteint de cette maladie à trente-
cinq ans, et jugé par les médecins comme me-
nacé d'une mort prochaine, devint centenaire.
Ce philosophe attribua cette précieuse faveur
au régime sévère et régulier qu'il garda pendant
plus de soixante ans. Il prenait, chaque jour,
12 onces d'aliments et 14 onces de vin. Après
de longues années de ce régime, il essaya, pour
céder aux instances de ses parents, de porter
ses aliments à 14 onces de solides, et sa boisson
à 16. Il s'en trouva fort mal, ce qui n'est pas extraordinaire. L'estomac se forme, à toutes les
époques de la vie, sur la quantité d'aliments pris,
et s'il a été peu rempli pendant longtemps, il ne se
dilate plus qu'avec peine, lorsque l'on augmente
la mesure : Cornaro n'avait plus depuis longtemps
la goutte, lorsqu'il mourut ; cela ne doit point
être attribué à son régime, mais bien au changement qui survint avec l'âge dans ses poumons,

ce qui arrive dans ceux de tous les vieillards. Ces poumons ne fonctionnent plus intégralement, pour beaucoup de causes ; ils perdent de leur élasticité, de leur ampleur ; l'air y entre moins bien ; en même temps, l'impressionnabilité des vieillards diminue, toutes circonstances favorables à la disparition de la goutte.

La goutte ne peut pas toujours être attribuée aux excès de la table, ainsi que le font les partisans de la doctrine qui nous occupe ; car certains animaux , tels que le chien , beaucoup d'oiseaux, le coq domestique, en sont atteints comme l'homme.

Enfin, le fait qui doit détourner de l'idée que la goutte tient à une trop grande nutrition , c'est que le sang des goutteux contient souvent moins de fibrine que celui tiré de la veine d'un homme qui n'est pas atteint de ce mal. Cependant, je dirai que l'on trouverait chez les premiers un excès de fibrine, si on les saignait lorsqu'ils sont aux prises avec une forte fièvre ; mais cela ne prouve rien pour un excès de nutrition, puisque, d'après M. Andral, la fibrine augmente dans certaines fièvres, dans celles, par exemple, qui sont symptomatiques de cette sorte d'altération des solides que, de temps immémorial, on a appelée, avec plus ou moins de raison, une *phlegmasie.* Ce savant professeur a constaté que la fibrine augmentait dans ces cas, même chez des femmes chlorotiques, pauvres de sang, qui venaient d'être atteintes de rhumatisme articulaire aigu, de pneumonie, etc. Ainsi, une surabondance de fibrine peut exister avec une pauvreté du sang.

II.

Principe de la goutte.

Où est donc le principe de la goutte? Il est dans la trop grande quantité des globules sanguins. En très grand nombre, ces globules vont porter l'oxygène dans tous les organes qu'ils brûlent, et, dans certaines conditions, donnent naissance à la maladie qui nous occupe. De même que toutes les personnes qui ont le système glandulaire très développé ne sont pas atteintes d'affections, qui proviennent de ce grand développement ; de même, toutes les personnes qui ont une quantité considérable de globules dans le sang peuvent très bien n'être pas atteintes de la goutte ; elles y sont seulement prédisposées, comme les premières le sont aux maladies glandulaires. Ces globules donnent lieu à la goutte chez les hommes, lorsqu'ils vivent d'une manière à faire développer cette maladie. Le défaut d'activité et d'excitation favorise les maladies des glandes, comme la grande activité procure aux globules sanguins la faculté de porter ce trouble dans les organes.

Pour avoir la goutte, il faut que la nature nous ait donné une organisation spéciale, une vaste poitrine et un sang riche en globules. Comme nous avons toujours beaucoup de l'organisation de nos pères, cela explique l'hérédité de la goutte.

C'est ordinairement à l'âge adulte que la poitrine prend toute son extension. C'est alors que le tempérament se forme, que l'on se livre aux grands travaux d'esprit, qui animent la circulation, la rendent fiévreuse, c'est alors que l'on se brûle le sang. Ce sang trop oxygéné porte le trouble partout et principalement dans les articulations, qui doivent alors souffrir comme des poulies en mouvement et non suffisamment entretenues d'huile.

Les goutteux sont, en général, d'un tempérament *énergique*, pléthorique, et d'après ce que nous avons vu et rapporté (1) de l'ouvrage de M. Andral, sur l'hémathologie pathologique,

(1) Page 26 et suivantes.

l'on ne doit point attribuer ce tempérament à une grande quantité de sang et à sa richesse en fibrine, mais bien au grand nombre de ses globules sanguins.

Le tempérament énergique est dû à la grande quantité des globules sanguins, et c'est à ce tempérament qu'est attachée la goutte.

Le célèbre Stahl a avancé dans ses écrits (1) que la goutte dépendait d'un état particulier du système, de quelque chose qui changeait l'état des puissances motrices, et non de la présence d'une matière morbifique dont l'action produit la maladie. Cullen a suivi cette théorie en apportant, à l'appui de son adhésion, des raisonnements qui, comme ceux de Stahl, détruisent indubitablement la croyance d'une matière morbifique comme cause première de la goutte. Suivant le célèbre médecin de Halle, cette maladie était liée à une certaine conformation générale du corps qui s'était formée sous l'influence de ce qui changeait ainsi l'état des puissances motrices.

Qu'est-ce qui peut changer l'état des puissances motrices, si ce n'est les globules du sang qui constituent ce tempérament spécial, énergique, du goutteux ?

(1) De novâ podagræ pathologiâ. Halle, 1704.

Stahl n'allait pas jusqu'à rechercher la cause qui affecte, selon lui, les premières puissances ; il s'en tenait à dire que ces premières puissances (les nerfs), atteintes d'un certain principe morbide, produisaient la goutte sous l'influence de certaines causes accidentelles. C'était, en définitive, placer la cause de la goutte dans le système nerveux ; c'était une grande erreur, mais on admire cependant le génie de Stahl qui, le premier, a reconnu que la cause de la maladie qui nous occupe ne pouvait être ces différents produits admis, par les médecins qui l'avaient précédé. Ce profond observateur était parvenu à reconnaître, par le raisonnement et par l'observation, qu'il fallait remonter jusqu'à la constitution, jusqu'aux principes de l'organisation, pour trouver les causes de la goutte. Mais dès les premiers mots qu'il disait de l'état pathologique de cette maladie, il en faisait un tableau fort peu propre à être rapporté à une affection nerveuse. « Il y a, disait-il, chez quel-
» ques personnes *un certain état de vigueur et de*
» *pléthore du système*, qui le fait se remarquer par
» une grosse tête et par un corps robuste et gros,
» recouvert par une peau plus grossière que chez
» le commun des hommes..... »

Stahl reconnaissait la constitution goutteuse,

mais se perdait dans la cause qui la produisait ; il arrivait jusqu'à la source, et, faute de connaissances chimiques, cette cause (les globules du sang) lui échappait.

Avec le système qui place la cause de la goutte dans une surabondance de nutrition, on ne peut expliquer comment les douleurs se portent plutôt sur les articulations que dans les autres parties du corps, comment il s'y forme plutôt qu'ailleurs des dépôts calcaires, ces tophus goutteux ; et on explique facilement ces phénomènes morbides, en admettant que le sang et les organes sont suroxygénés, brûlés dans la goutte : on comprend que les articulations soient les premières gênées, affectées douloureusement par l'acte de cet état morbide du sang. Ce dernier, ainsi que toutes les parties liquides de notre corps, sont dans un mouvement continuel ; ce mouvement est plus difficile aux articulations qui sont garnies de tissus fibreux ; là beaucoup de vaisseaux sont obligés de contourner sur eux-mêmes. Les os et plusieurs autres organes cessent là leur continuité et par conséquent leur mouvement nutritif. C'est donc là où les substances calcaires, tophacées, doivent, plutôt qu'ailleurs, s'arrêter et se réunir, s'il en circule dans le corps avec des conditions anormales, c'est-à-dire, plus aptes à les déposer, et c'est ce qui a lieu dans la constitution pléthorique des goutteux. Dans les trente et une saignées faites par M. Andral à des hommes de cette constitution, il a constamment trouvé une diminution visible dans la quantité d'eau ordinaire du sang. Cette sécheresse du sang et l'action de l'oxygène qui ne cesse pas moins sur lui, peuvent non seulement servir à expliquer la goutte sur les articulations, mais encore dans tout le reste du corps, puisque c'est un état général. Si le goutteux souffre quelque part, dans une articulation, le reste de son corps n'en est pas moins goutteux, seulement à un degré inférieur, à un degré comme celui dans lequel il a pu être un an, deux ans avant que la première douleur se soit fait sentir. C'est peu à peu, à la longue, que les organes forment une constitution goutteuse sous l'influence de la suroxygénation. Cette suroxygénation donne des preuves de son action destructive de nos organes d'une manière beaucoup plus prompte dans certaines circonstances : c'est lorsque l'oxygène est absorbé en très grande quantité dans un court intervalle, pour subvenir à la déperdition que fait le corps dans des mouvements précipités. Les chairs éprouvent alors une décomposition telle , qu'on ne peut manger celles provenant d'un gibier tué au bout d'une course forcée. Qui ne sait que la chair du chevreuil forcé n'est pas mangeable ? Un coq qui est tué dans une joûte, après vingt minutes de combat, a subi une si grande modification dans ses tissus, et sa chair a un goût si détestable, qu'elle gâte le bouillon d'une chaudière dans laquelle on l'a mise à cuire avec du bœuf. L'état goutteux de beaucoup de coqs doit provenir en partie de cet excès d'absorption d'oxygène. Si l'on venait à demander à mon système d'expliquer comment le sang peut produire toute la grande quantité de matières calcaires, de tophus, que, dans un temps donné, l'on voit quelquefois surgir du corps d'un goutteux ; je crois que l'on peut répondre à cette objection, que ces matières ont commencé à se former dans le corps peu à peu et depuis fort longtemps, et que l'excrétion s'en fait à une certaine époque d'une manière extraordinaire, sous l'influence des efforts de la nature, et sans que l'on soit obligé d'admettre que le sang contienne une quantité anormale de ces matières terreuses. L'on peut se rappeler que ce liquide se reproduit très rapidement. Suivant la majorité des chimistes, l'homme possède vingt-quatre livres de sang ; Justus Liébig, en se servant des expériences de Lavoisier et Séguin sur l'absorption de l'oxygène, prouve que cette quantité de sang a besoin, pour se former, de quatre jours et cinq heures.

Les partisans de la surabondance de la fibrine du sang, dans la pléthore, dans la goutte, ont observé que les goutteux sont, en général, doués d'une grande activité de l'estomac. Ils n'ont point remarqué que chez ces goutteux toutes les autres fonctions de la vie se font d'une manière tout aussi énergique. Nous l'avons déjà dit, leurs poumons sont remarquables par leur puissance tout le temps que la maladie ne vient point les entraver dans leur jeu. Le cerveau de tous les goutteux, n'importe leur condition, est également doué d'une énergie qui imprime à leurs pensées, à leur jugement, à leurs actions, beaucoup de netteté, de précision et d'ardeur. Ils possèdent presque toujours de grandes facultés : aussi voyons-nous souvent des goutteux être les premiers fonctionnaires de l'état, ministres, généraux des armées, savants, qui font l'illustration de leur pays. Lorsqu'on trouve des goutteux parmi les ouvriers, ils l'emportent sur leurs camarades par une activité, une ardeur et souvent un talent très prononcés.

On a remarqué que les personnes sujettes à

la goutte étaient portées aux plaisirs vénériens. Il est impossible qu'il en soit autrement chez eux ; les fonctions de la génération participent à cette énergie générale dont tout le corps est doué. Frappé de cette disposition des goutteux, Vanhelmont, célèbre médecin du XVIe siècle, plaçait le siége de la goutte dans la matière séminale ; « le germe de cette affection, disait-il, y » dort comme *une hirondelle dans son nid.* »

Il est certain que les excès dans les plaisirs de l'amour sont funestes aux goutteux, non à cause de la perte séminale qu'ils font, mais parce que, dans ces ébats souvent répétés, le cœur et les poumons se trouvent surexcités ; la respiration et la circulation sont accélérées, et l'oxygène atmosphérique est alors absorbé en très grande quantité. Il y a lieu même de croire que ces plaisirs peuvent faire naître ce mal chez ceux qui sont organisés de manière à l'avoir. C'est encore un peu pour cela que le coq de nos basses-cours est fort souvent goutteux. Mais il faut observer que son sang contient plus de globules que celui de presque tous les animaux.

On se plaint de ce que les goutteux sont en général hargneux lorsqu'ils souffrent. Il eût été difficile à ces hommes qui sentent vivement, de se voir avec calme cruellement menacés dans leur existence, ou condamnés , pour le reste de leur vie, à garder la chambre ou à marcher sur des béquilles, eux pour qui le mouvement et l'activité étaient une jouissance. Ce ne sont pas de ces personnes chez lesquelles la désorganisation s'opère sans douleur, et qui puissent assister à leur destruction sans regrets, eux qui comprennent si énergiquement la vie.

On n'a jamais vu un goutteux nul ; je ne dis pas pour cela que tous aient de l'esprit, du jugement, mais je soutiens que si un goutteux a des travers, ils sont grands ; s'il a le jugement faux, ses raisonnements n'en sont pas moins empreints d'une force inaccoutumée.

Tout ce qu'il fait, tout ce qu'il dit, est pétri de cette grande quantité d'air oxygéné, vivifiant, qu'il absorbe ; et ce serait une absurdité d'admettre que l'ensemble d'une telle constitution serait due à une surabondance de principes nutritifs dans le sang, laquelle ne fait que rendre lourds et souvent incapables les êtres qui ont cette pauvre richesse.

L'action de l'oxygène devenant destructive dans la goutte, puisqu'elle détériore les tissus, doit nécessairement porter le trouble, d'abord dans les articulations, puis dans les organes les plus remplis de vitalité, qui ont des mouvements à opérer. Ainsi beaucoup de goutteux ont de l'oppression parce que les vésicules pulmonaires, sous l'influence du mal, ont perdu leur élasticité première, et qu'ils se laissent plus facilement engouer de mucosités dont la présence est une cause de suffocation. L'organisation du péricarde le rend susceptible de la goutte. Le cœur est d'une organisation éminemment musculaire qui peut comme les muscles des membres, être atteint de cette maladie ; dans ce cas la mort doit arriver en très peu d'instants, aussitôt que le coup est assez fort pour arrêter les battements de cet organe. Le diaphragme et les autres muscles de la respiration frappés de la goutte mettent le malade dans un danger imminent de la mort.

Lorsque le principe goutteux se jette sur l'estomac, les intestins y participent; il y a des douleurs atroces à la région épigastrique, souvent impossibilité de prendre quelques aliments ou quelques boissons. Le patient éprouve de violentes coliques. C'est principalement chez les personnes maigres, nerveuses, que j'ai observé ces douleurs goutteuses de l'estomac. Le col de la vessie, dans l'organisation duquel entrent beaucoup de fibres musculaires, doit être affecté de la goutte et occasionner souvent des rétentions d'urine et quelquefois aussi des incontinences. Il y a alors douleurs à la région hypogastrique, catarrhe vésical, etc., impossibilité ou difficulté d'uriner.

La goutte peut se déclarer dans tous les organes des mouvements et rendre ainsi quelqu'un perclus, incapable de se remuer le moindre peu, dans un sens comme dans un autre.

Les reins, entourés d'un tissu fibreux, sont souvent le siége de la goutte; on appelle alors cette affection, une néphrite goutteuse.

Les femmes sont susceptibles d'avoir la goutte, cependant moins fréquemment que les hommes. Hippocrate a dit, qu'elles la contractaient seulement après la disparition des menstrues (1). Il est certain que la plupart des femmes qui ont une organisation molle et humide comme les enfants sont exemptes de ce mal; mais celles qui sont douées d'une forte constitution, d'une large poitrine, et par conséquent de vastes poumons, sont dès l'âge de vingt-cinq ans exposées à avoir la goutte, etc. Elles éprouvent souvent alors des douleurs goutteuses, si avec cette organisation physique elles occupent beaucoup leur moral, si elles se

(1) Mulier non podagrâ laborat, nisi menses ipsi defecerent. (Aphorismes, section VI.)

livrent aux travaux intellectuels, aux tracas du monde ou des affaires.

Ces femmes ainsi organisées se font remarquer par une puissante intelligence et une activité qui les met au-dessus des personnes de leur sexe, non seulement dans leurs rapports avec le monde, mais encore dans les choses qui demandent les plus grandes conceptions.

La goutte se fixe chez elles aux articulations des membres; souvent aussi elle se porte sur quelque organe important du corps. Barthez rapporte l'histoire d'une ophthalmie dont une dame était atteinte et qui ne céda qu'aux anti-goutteux. Ce même médecin cite encore un grand nombre d'exemples de goutte qui s'était jetée sur l'utérus où elle occasionnait de vives douleurs et principalement des hémorrhagies. Je connais une dame, âgée d'environ soixante ans, dont les doigts des mains sont déformés par des attaques de goutte qui se portent maintenant sur l'utérus où elles se terminent toujours par une hémorrhagie. Cette dame mène la vie la plus sobre que l'on puisse avoir et n'a jamais eu de parents goutteux; mais elle est née avec une énergie peu commune, elle a passé une grande partie de sa vie dans le tracas des cours et a pris part aux intrigues qui y règnent sans cesse.

Il lui était difficile d'éviter de devenir goutteuse.

On lit encore dans les ouvrages de Lorry et
de Barthez des observations de douleurs tour-
mentant depuis longues années des femmes ,
qui furent guéries par l'administration des anti-
goutteux. Ces douleurs siégaient, les unes vers
la région de l'estomac ou du foie, les autres
dans les reins. Sans être constamment pénibles
et très fatigantes, elles se faisaient toujours sentir et augmentaient à des époques diverses,
mais principalement au printemps et à l'au-
tomne. Elles étaient, sans doute, occasionnées
par la présence de quelques graviers goutteux
dans ces parties.

Les eunuques sont à l'abri des atteintes de
la goutte, n'importe les excès de table auxquels ils se livrent et malgré la surabondance
de fibrine, de sucs nourriciers, que puisse contenir leur sang. On n'a jamais vu d'eunuques
goutteux ; lors même qu'ils auraient reçu de la
nature une organisation susceptible de cette maladie, leur nullité morale les laisse toujours dans
un calme très favorable pour ne point trop oxy-
géner les organes.

Les causes déterminantes de la goutte sont :
la cessation de la gravelle, l'air humide et les

vents d'ouest et ceux du nord, les variations de
température. L'Angleterre, où le climat présente
cette mauvaise réunion de phénomènes physiques, est la contrée de la terre où il se trouve
le plus de goutteux. On admet encore comme
causes déterminantes, la répercussion d'une dar-
tre, d'un érysipèle, de toute autre maladie de la
peau, la guérison d'un vieil ulcère ou d'un cautère ancien, le défaut de précaution de changer
de vêtements plus ou moins chauds, selon les
variations de la température, l'abus des plaisirs
vénériens et leur usage prématuré, les grandes
contentions d'esprit, les veilles prolongées et
consacrées à l'étude, les passions violentes. Il
est probable que toutes les causes qui peuvent
produire de grandes perturbations dans le cerveau peuvent ainsi donner naissance à cette
maladie chez les personnes qui y sont prédisposées.

Après plusieurs années d'une vie active (car
il n'y a pas de goutteux qui n'ait eu une vie active), comme celle que l'on passe dans le métier
des armes, par exemple, ou bien en allant souvent à la chasse, ou en montant beaucoup à cheval, après s'être livré activement à l'étude des
sciences, à la profession des lettres, ou bien
après avoir joui outre mesure des plaisirs du

monde, avec l'ardeur qui est inhérente au tempérament énergique du goutteux, il arrive que l'on éprouve, dans une articulation quelconque, le plus souvent dans une de celles des doigts du pied, ou dans les jointures du pied lui-même, une douleur légère qui cependant persiste pendant quinze jours, trois semaines et même un mois. Cette douleur n'est point superficielle : on sent qu'elle est à l'intérieur comme à l'extérieur ; en comprimant la partie où elle siége, on la trouve douloureuse. Les gens du monde attribuent cette douleur à la compression de la chaussure, quelquefois à celle de leur bas. Enfin cette douleur se passe, et elle est oubliée depuis un an, deux ans même, lorsqu'elle se fait sentir de nouveau avec une plus grande force, à la même place ou dans une autre articulation. Il arrive presque toujours qu'on ne trouve aucun rapprochement entre ces deux douleurs, surtout lorsqu'il y a un grand intervalle entre leur apparition. Elles viennent cependant du même principe : la dernière douleur dure à peu près le même temps que la première, mais reparaît à une époque plus rapprochée ; cependant c'est à peine si l'on veut reconnaître que c'est une attaque de goutte, surtout si elle a commencé en marchant ; on croit avoir *mal marché*, mais enfin il ne reste plus aucun doute pour la personne qui s'illusionne ainsi. Le soir d'un jour passé en fête ou en plaisirs, et après avoir joui pendant quelque temps d'une santé remarquable, elle se met au lit avec la conviction de bien dormir, lorsqu'au milieu de la nuit, après quelques heures d'un sommeil le plus paisible, elle est réveillée par une douleur vive qui se fait sentir le plus souvent dans le gros orteil ou dans le talon, ou bien dans l'articulation du pied avec la jambe, ou bien encore aux poignets, aux genoux, etc. Le malade qui ressent cette douleur, la compare à un tiraillement violent que l'on exercerait sur la partie affectée, ou bien encore à la dislocation par un coin qu'on enfoncerait de force dans cette même partie ; d'autres goutteux souffrent comme si on les déchirait avec des tenailles, comme s'ils étaient mordus cruellement d'un chien, comme si on faisait tomber continuellement sur la partie malade un filet d'eau glacée. Cette première douleur est accompagnée d'un fort frisson et d'un tremblement que rien ne peut calmer d'abord, et qui cessent après une durée d'une demi-heure à une heure ; mais cette douleur augmente de nouveau ; le pouls devient plus fréquent, la peau plus sèche et plus chaude ; il y a une grande fièvre, qui ne quitte plus le malade de la nuit. Perte d'appétit, ou plutôt dégoût pour les aliments; les urines sont chargées d'une grande quantité d'acide urique et déposent considérablement. Le lendemain la douleur continue de prendre de l'intensité, et le soir de ce lendemain elle est arrivée au summum de sa violence. Le malade, alors en proie aux plus cruels tourments, s'agite et ne cesse de chercher une position où il pourrait avoir un instant de relâche. La partie où siége la goutte est si sensible qu'elle ne peut supporter le poids des couvertures et même celui des draps du lit; enfin vers le matin, environ vingt-quatre heures après l'invasion de l'accès, la douleur diminue beaucoup, et le malade surpris de ce changement subit, l'attribue à la dernière position qu'il a prise et qu'il ne voudrait pas changer pour tout au monde. Une détente générale se manifeste, la douleur cesse à peu près complètement en faisant place à une espèce d'engourdissement qui permet au patient de s'abandonner à un sommeil dont le besoin impérieux le fatiguait au milieu de ses tortures. A son réveil, il souffre peu dans la partie affectée, qui est alors le siége d'une certaine tension et d'une rougeur plus ou moins prononcée, et, ne connaissant point encore la marche de son mal, il compte sur son prochain rétablissement; lorsque, à l'approche de la nuit, de nouvelles douleurs reparaissent dans la même articulation où elles viennent de cesser, ou bien c'est ailleurs qu'elles se font sentir; il y a accélération du pouls, frisson, gonflement, tension douloureuse de la partie affectée; puis grande moiteur, suivie de la cessation des accidents comme dans l'accès précédent.

Ces deux accès sont ordinairement suivis d'un troisième, qui leur est en tout semblable; il est assez rare d'en voir un quatrième survenir aussitôt.

Pendant quinze jours ou trois semaines le goutteux a été ainsi aux prises avec un mal qui n'a cessé que par de courts instants de lui occasionner les douleurs les plus vives. Alors tout rentre dans l'ordre, l'*attaque* de goutte aiguë est terminée; l'articulation qui a été malade devient le siége d'une grande transpiration, il en sort à travers la peau un liquide collant et visqueux, ayant souvent une forte odeur spéciale. L'épiderme de cette partie vient à se détacher par écailles, il y a une véritable desquamation qui occasionne quelques démangeaisons souvent insupportables.

La santé parfaite se rétablit jusqu'à de nouvelles attaques, qui apparaissent à des époques plus ou moins éloignées, selon le genre de vie du goutteux.

Ces attaques alternent souvent avec des accidents de gravelle.

. La goutte ne se déclare pas toujours avec une marche aussi nettement marquée ; et n'a pas ce terrible caractère d'acuité, qui l'a fait nommer *goutte aiguë*. C'est quelquefois par des douleurs vagues et jusqu'à un certain point tolérables, qui se font sentir dans les articulations des pieds ou des bras, que cette maladie signale sa présence. Ces douleurs, qui se déplacent facilement, persistent pendant des mois sans désemparer, puis cessent, mais non intégralement ; elles sont toujours là présentes et redeviennent plus fortes à la suite d'un excès dans le régime, ou bien sous l'influence d'une des causes que nous avons dit pouvoir développer le germe de la goutte. Avec cette forme de goutte que l'on appelle chronique, qui succède souvent à la forme aiguë ou qui se déclare inopinément, il y a rarement de la fièvre, peu de changement d'abord dans les fonctions digestives ; ce n'est qu'à la longue que ces dernières se troublent et bien après que les articulations ont subi, par suite de l'effet du mal, des transformations, des

altérations profondes qui rendent l'exercice de
ces parties impossible. Les goutteux deviennent
incapables de marcher sans le secours des béquilles, ou bien se trouvent condamnés à passer
leurs jours entiers dans un fauteuil, d'où on
les enlève pour les porter dans leur lit.

C'est alors que les membres ainsi réduits à
ne pouvoir exécuter aucun mouvement, deviennent infiltrés, œdémateux, ou sont le siége de
petits engorgements partiels ; des espèces de
nœuds, mous d'abord, et puis durs et sans sensibilité, se forment dans l'épaisseur ou à la surface des tendons et des ligaments, quelquefois en
un certain nombre autour de la même articulation, ce qui constitue une espèce de chapelet :
c'est la *goutte noueuse*. Ces concrétions se forment et augmentent pendant les attaques principalement, lorsque ces *tophus* sont arrivés à
un certain degré de grosseur ; ils finissent par
occasionner autour d'eux une douleur permanente, ce qui constitue la *goutte fixe* des auteurs,
et alors l'accroissement de ces concrétions a
lieu même entre les attaques extraordinaires.
Enfin la peau qui recouvre ces collections, ces
agglomérations, devient tendue et tellement
mince que l'on voit à travers ses parois ce qu'elle
contient. Bientôt elle change de couleur et finit

par se rompre et donner issue à une certaine quantité de liquide, et en formant une espèce d'ulcère au fond duquel on aperçoit la substance tophacée, qui peu à peu est entraînée au-dehors par la suppuration. L'ulcère qui existe alors, s'il n'est soigné d'après les vrais principes de l'art, a beaucoup de [peine à se cicatriser.

Les douleurs goutteuses sont sujettes à se déplacer. Il n'est que trop commun de les voir quitter les articulations des membres, pour se jeter sur les reins ou sur l'un d'eux, en donnant lieu à ce phénomène morbide appelé la gravelle, ou bien la goutte en quittant les membres, tombe sur un des organes du tronc, et met promptement la vie du malade en danger, ainsi que nous l'avons déjà dit. On dit alors qu'il y a *goutte remontée*, goutte rétrocédée.

C'est dans ces circonstances que cette maladie fait principalement ses victimes. Il est de la plus grande importance d'empêcher ce déplacement de la goutte.

On appelle gouttes *larvées, masquées, mal placées*, les affections goutteuses qui attaquent directement les différents viscères de la poitrine ou du ventre, et sans que les articulations en aient été préalablement saisies.

La goutte a été longtemps confondue avec le rhumatisme; aujourd'hui beaucoup de médecins, sans trop se rendre compte des différences que présentent ces deux affections, leur appliquent le même traitement. Cependant la goutte est une maladie constitutionnelle, qui demande un traitement longtemps suivi et capable d'apporter une modification complète de la constitution. C'est une maladie qui est dans les organes, bien avant d'occasionner des douleurs, et qui y persiste longtemps encore après qu'elles ont cessé. — Il n'est pas besoin pour tenir ce langage de constater la présence dans l'organisme de quelque tophus. — Le rhumatisme est une maladie accidentelle. — Quelqu'un n'ayant aucun germe de maladie en lui, étant en sueur, va s'asseoir sur un banc de pierre, où il éprouve un refroidissement qui lui donne un rhumatisme, que l'on appelle lombago ou sciatique, selon le siége de la douleur : voilà la maladie accidentelle pouvant se développer chez toute personne qui se soumet à une telle cause. Les refroidissements, les excès, peuvent également donner naissance à la goutte, aux douleurs goutteuses, mais il faut pour que cela ait lieu que l'individu, qui s'y est exposé, ait en lui le germe, le principe de la goutte, c'est-à-dire une suroxygénation.

Nous voyons dans le rhumatisme une maladie de nerfs, des filets nerveux qui se distribuent aux différents tissus musculaires du corps. Tout le monde y est sujet, les femmes comme les hommes, plus souvent ceux-ci à cause de leur genre de vie; les fortes constitutions comme les faibles. On a cependant dit que les tempéraments pléthorique et sanguin y étaient prédisposés. — Je puis dire que j'ai été souvent frappé de la grande facilité avec laquelle les personnes délicates, telles que les phthysiques, les jeunes personnes lymphatiques, attrapaient un coup d'air, qui leur tenait aujourd'hui l'épaule, demain le cou, le bras, etc., dans une gêne douloureuse au plus petit mouvement.

Malgré les différences bien tranchées que présentent ces deux maladies, la goutte et le rhumatisme, il arrive cependant assez souvent qu'il se commet encore des erreurs sur la nature de cette dernière affection. J'ai eu l'occasion de donner avec succès, des soins à des personnes traitées longtemps en vain pour des douleurs rhumatismales, et dont la guérison a suivi de près l'administration des médicaments antigoutteux.

Le rhumatisme et les douleurs rhumatismales étant donc des affections tout autres que

la goutte, il est tout simple que je n'en traite
pas en parlant de cette dernière maladie, comme l'ont fait beaucoup d'auteurs : cela n'entre
nullement dans mon sujet.

III.

Traitement de la Goutte.

Tous les anciens traitements de la goutte sont aujourd'hui abandonnés en France, comme dans la plupart des autres pays de l'Europe. Les médecins de notre époque partant tous de ce principe, à savoir que la goutte provient d'un surcroît de nutrition, diffèrent fort peu sur les moyens qu'ils emploient pour combattre cette maladie ; leur but est toujours de diminuer l'homme : *Diminuere hominem*, de l'affaiblir, d'arrêter en partie sa nutrition, d'appauvrir son sang, qu'ils disent trop riche en fibrine. Nous avons vu combien peu est fondée cette opinion, qui accorde tant de fibrine au sang des goutteux, qui admet que c'est à cet excès de fibrine qu'est due la constitution énergique de ces hommes ; n'importe, on les oblige à se nourrir de végétaux, on les purge souvent, on les saigne par la lancette ou les sangsues.

Parmi ces moyens destructeurs, le plus terrible est la saignée, qui a été suivie souvent des effets les plus désespérants. Cependant on la trouve encore indiquée dans presque tous les ouvrages, comme bonne à employer. Je dois ajouter, pour tout dire, que les auteurs qui conseillent d'y avoir recours, avouent que l'ouverture de la veine doit être restreinte à un très petit nombre de cas, parce qu'on l'a vue quelquefois suivie d'accidents rapidement mortels. Ce fut à la suite d'une saignée, faite dans une attaque de goutte, que le bailli de Suffren mourut subitement à Versailles. Nous l'avons déjà dit, le sang est un des principes de la vie : on ôte de la vie à quelqu'un que l'on saigne. A ce traitement débilitant, l'on ajoute assez souvent aujourd'hui l'usage de l'eau de Vichy, le bicarbonate de soude. Ces médicaments peuvent empêcher le dépôt des calculs, des graviers, et agir sur l'acide urique dans les reins et la vessie, sans que la cause de la maladie qui donne ces produits soit détruite : on agit ainsi sur les effets du mal et non sur le mal même. Du reste, pour avoir un tel résultat, il n'est pas nécessaire de faire traverser aux voies digestives ces substances ; elles produisent le même résultat étant employées en forme de lavement ou en bains de pieds. L'acétate de potasse ainsi administrée, rend l'urine alcaline (1). Les eaux de Vichy, prises à l'intérieur, et ces bains, ont le même effet et ne font que soulager un instant les goutteux et ne peuvent les guérir.

Mais ce n'est pas sur les produits du sang seulement, qu'il faut diriger les moyens de guérison de la goutte. C'est sur le sang lui-même qu'il est nécessaire d'agir. C'est sa trop grande quantité de globules qu'il faut diminuer sans tirer de ce liquide, et alors les désordres occasionnés par ces globules dans l'économie disparaissent.

Pour arriver à ces fins nous conseillons ce qui suit : lorsqu'une personne est prise ou se sent menacée d'une attaque de goutte, elle doit se mettre aussitôt au traitement des goutteux.

Prendre le matin à jeûn, et de suite, deux ou trois cuillerées ordinaires de notre liqueur anti-goutteuse (2). Une heure après, boire 30 grammes

(1) Rehberger, Tiedmann's Zeitschrift fur physiologie.

(2) La chimie et la pharmacie ont fait de si grands progrès, qu'il est possible aujourd'hui d'extraire des plantes leurs principes actifs, et de les administrer ainsi aux malades sous un petit volume. Ces principes actifs

d'eau des jacobins ¦*modifiée* par moi , dans 150 grammes de lait froid, bouilli.—Prendre dans la journée trois verres de tisane faite avec une légère infusion de chamœdris et de chamœpitis.

Notre liqueur n'agit point sur la partie nutritive du sang, elle se porte principalement sur les globules qu'elle diminue de nombre et de grandeur. Elle porte son action sur tous les organes, et leur enlève ce surcroît d'oxygénation qui les brûle et occasionne des douleurs. Elle empêche la formation des graviers dans les reins et les articulations, et de tous les dépôts calcaires, etc. Ce n'est point un purgatif; cependant son administration est suivie d'évacuations alvines, de sueurs et d'excrétions d'urine : son action est aidée par la prise du lait mêlé avec l'eau des jacobins modifiée.

Ici je suis, autant que possible, la même voie que la nature. Il est certain que l'on ne peut parvenir à guérir les goutteux sans délivrer le corps de ces dépôts crayeux formés au milieu

n'auraient pu que perdre de leur vertu au milieu des sirops et des robs qui fatiguent les voies digestives. Nous avons donc fait préparer, sous une forme de liqueur concentrée, les principes des plantes que nous employons pour le traitement de la goutte; nous l'avons appellée *liqueur anti-goutteuse.*

des organes par la combustion qui s'y est opérée. Baglivi parle d'un goutteux dont les urines devenaient laiteuses, se durcissaient ensuite en gelée, et qui guérit. On lit dans les mémoires de l'Académie des Sciences l'histoire d'un homme de cinquante ans affecté de goutte articulaire, dont les urines étaient d'abord laiteuses, puis devenaient transparentes en formant un sédiment au fond du vase, lequel sédiment devenait argileux, quand, deux heures après, il avait l'apparence et la dureté du savon. Il rendit soixante livres de cette matière en neuf mois, et guérit. Malheureusement il n'en est pas toujours ainsi; on connaît l'histoire de goutteux qui n'ont pas guéri, et qui ont rendu de ce plâtre en assez grande quantité pour pouvoir leur en élever des tombeaux après leur mort. On doit toujours songer à ne pas laisser amasser les produits, et à les faire sortir du corps.

L'eau des jacobins est un sédatif du sang par excellence. Le carbone de sa partie spiritueuse se combine avec l'oxygène du sang, et sort par la respiration sous forme de gaz acide carbonique.

Le vin de Champagne, mêlé de moitié avec du petit-lait, jouit d'une grande réputation en Angleterre. Cependant cette composition me semble peu heureuse. C'est au vin de Champagne, sans aucun doute, que l'effet bienfaisant, lorsqu'il a lieu , doit être attribué. Son acide carbonique et l'alcool qu'il contient, sont deux substances auxquelles j'accorde des vertus anti-goutteuses. Quant au petit-lait, c'est un diuré-tique froid, acide, ce qui doit être contraire et malfaisant; mais ici son action est modifiée par son mélange avec le vin.

Les goutteux se trouveraient mieux du vin de Champagne pur, non comme remède, mais comme boisson utile. Son usage trop répété troublerait les fonctions de l'estomac.

Si un malade qui est en traitement ne va que quatre à cinq fois à la garde-robe par jour, il peut continuer l'usage de ma liqueur pendant cinq jours, et devra se reposer le sixième. S'il y allait plus souvent, il cesserait le quatrième. Après s'être ainsi reposé un ou deux jours, pen-dant lesquels il usera toujours de la potion de l'eau des jacobins modifiée, il reprendra ma liqueur si les douleurs persistent ou revien-nent.

Pendant cette médication, il déjeunera à une heure après-midi avec du thé mêlé à un peu de lait, du pain, du beurre, des œufs, une crème, sans jamais oublier le thé, à moins qu'il n'y ait répugnance. A dîner, il mangera un potage gras,

un peu de viande et un peu de légumes ; il
boira de l'eau rougie, et ensuite un verre de
vin de Champagne. Diète de café et de liqueur.

Quant à la douleur locale, si elle siége aux
membres dans une ou plusieurs de leurs articulations, je la traite par l'application du remède
suivant :

Baume de la Mecque	24 gr.
Alcool rectifié . . . . 1 kil.	500 gr.
Kinkina rouge	30 gr.
Safran	15 gr.
Salsepareille	30 gr.
Sauge	dito.
Gentiane	dito.

Faites dissoudre à part le baume de la Mec-
que dans le tiers de l'alcool ; faites macérer dans
le reste de l'alcool les autres substances pendant quarante-huit heures ; filtrez et mêlez les
deux liqueurs que vous mettrez dans une bouteille avec de l'eau de chaux, en quantité deux
fois égale à celle de la liqueur.

L'on fait un cataplasme de feuilles de jus-
quiame et de feuilles de bardane, que l'on étend
sur un linge assez grand pour entourer la partie
du membre malade ; au moment de l'appliquer,
on agite la bouteille contenant le remède ci-
dessus, et l'on en asperge avec quarante ou cin-

quante grammes tout le cataplasme qui doit être
chaud. On y jette encore dessus dix ou quinze
grammes d'huile animale de Dippel, puis on
l'applique sur la partie malade. On enveloppe
ensuite le tout d'une flanelle et d'un taffetas
gommé pour conserver la chaleur.

Ce cataplasme doit rester en place douze
heures, et même vingt-quatre heures si le malade n'en est point fatigué. On le renouvelle
ainsi jusqu'à la cessation de la douleur.

Ce cataplasme ainsi fait, est composé de plusieurs éléments parmi lesquels on retrouve ceux
qui constituaient le remède dit de Pradier, dont
la célébrité fut dans un temps encore peu éloi-
gné européenne, à cause des cures qu'il opéra à
lui seul.

On y trouve également l'huile animale de
Dippel qui, à elle seule, a également compté des
guérisons remarquables. Cependant, employés
séparément, ces remèdes sont plus sujets à man-
quer leur effet que lorsqu'on les réunit. C'est
ainsi que deux substances purgatives prises séparément ne produisent aucun résultat, tandis
que réunies elles purgent infailliblement.

Ce cataplasme doit être toujours employé,
lors même que la douleur ne serait pas vive;
il a pour première vertu celle d'empêcher le

déplacement de la goutte, ce qui est d'une importance incalculable pour le malade.

A lui seul ce cataplasme a quelquefois réussi à faire cesser l'attaque de goutte. Cependant il est prudent de prendre intérieurement ma liqueur anti-goutteuse, le verre de lait mêlé à l'eau des jacobins modifiée et les trois verres de la tisane indiquée.

Lorsqu'il y a forte fièvre, le malade doit se borner à prendre les médicaments prescrits par le traitement et se priver d'aliments jusqu'à ce que l'estomac lui en demande. Alors il est bon qu'il déjeûne seulement avec du thé mêlé à un peu de lait et qu'il dîne avec un potage gras ; les bouillons maigres sont ici malfaisants.

Le même traitement sera prescrit pour les attaques de goutte qui se seront portées sur les organes de la poitrine et du ventre, en ayant toujours la précaution d'appliquer à l'un des pieds mon cataplasme qui attire la goutte dans cette partie, quelquefois d'une manière instantanée, et qui toujours aide considérablement à la guérison. On demande à quels signes on reconnaît que les affections de ces différents organes du tronc sont de nature goutteuse. A une prédisposition visible et reconnaissable chez les malades, surtout chez ceux qui ont déjà été atteints de la goutte aux

membres. Leu r guérison en prouve la nature :
Naturam morborum ostendit curatio..

On trouve dans tous les auteurs qui ont écrit
sur la goutte des exemples de ces maladies ap-
pelées par les médecins gouttes larvées, anormales. Van Swiéten traitait une pleurésie qui
avait résisté aux saignées, à l'émétique, aux ca-
taplasmes, et dont la terminaison eut lieu aussitôt que les douleurs goutteuses apparurent dans
les articulations des deux pouces des pieds..

Morgagni cherchait en vain depuis longtemps,
par une infinité de remèdes, à venir à bout d'une
ophthalmie très intense des deux yeux. Il eut
l'idée qu'elle pouvait provenir d'un principe
goutteux; il fit des frictions sur les extrémités
inférieures, il excita la peau des pieds : bientôt
des douleurs goutteuses s'y développèrent et
l'ophthalmie cessa aussitôt.

Stoll et Barthez rapportent plusieurs observations de maladies de la tête, attribuées à des
migraines, qui n'ont cédé qu'à des médicaments
anti-goutteux. Ils parlent d'une affection de la
dure-mère qui reparaissait périodiquement malgré les remèdes; traitée enfin comme goutteuse,
elle cessa pour toujours.

Le second de ces auteurs reconnaît que
beaucoup de névroses ont leur principe dans la

goutte, et en rapporte une infinité d'observations. Klein a donné le détail d'un cas amaurose que les anti-goutteux seuls ont pu guérir.

La goutte se jette quelquefois aussi sur le cerveau même, et fait courir de grands dangers au malade, si elle ne l'entraîne à la mort. Les symptômes précurseurs de ce grave accident, sont des vertiges, des nausées, un assoupissement et quelquefois un peu de bégaiement; puis, la maladie se déclare en faisant perdre toute sensibilité au malade, en le privant de sa connaissance et en le jetant dans un coma profond, d'où il faut chercher à le délivrer le plus tôt possible; on y parvient en appliquant à l'un des pieds le cataplasme et le remède que j'ai indiqués, et en lui faisant prendre plusieurs doses de ma liqueur anti-goutteuse.

Mais revenons encore un peu aux signes au moyen desquels on peut reconnaître la nature goutteuse des différentes maladies du corps.

Il y a tout lieu de croire que ces maladies sont goutteuses, lorsque le sujet est d'une famille qui compte des goutteux, lorsqu'il a une constitution goutteuse, *énergique,* qu'il a mené un genre de vie favorable au développement de la goutte; lorsque les douleurs qu'il éprouve sont fixes et d'une forme de douleur gout-

teuse, enfin lorsque les urines déposent un sédiment crayeux.

Si ces signes, selon nous, ne sont point toujours infaillibles, on doit ne point les oublier
lorsque l'on arrive près d'un malade, qui pourrait
être ainsi dans les conditions voulues pour
avoir une maladie goutteuse.

Il faut se rappeler que cette affection peut
prendre toutes les formes morbides. Paulmier
rapporte, dans son ouvrage sur cette maladie (1),
l'histoire d'un premier magistrat d'Angers, sujet à la goutte, qui perdit la raison. Il croyait
entendre plaider, il supposait souvent être au milieu des gens de justice, etc. Des moyens furent
employés pour rappeler la goutte aux pieds, et la
raison lui revint. Deux cautères appliqués aux
jambes la fixèrent dans ces parties inférieures et
elle ne remonta plus à la tête. On y lit encore
l'histoire de la guérison de plusieurs maladies
goutteuses que l'on avait prises chez des hommes
âgés, comme résultant d'une affection syphilitique ancienne, parce qu'ils avaient fait dans leur
jeunesse des excès vénériens.

Le médecin doit être en garde contre le principe goutteux, comme il l'est contre le principe

(1) Traité de la goutte, Angers, 1769.

scrofuleux ou syphilitique. Il peut avoir quelquefois de la difficulté à découvrir ce principe dans quelques organes souffrants, mais le plus souvent, en s'aidant des préceptes de Barthez, il arrivera à juger sainement de la cause des souffrances et des douleurs.

Lorsque celles-ci siégeront dans quelque partie où se trouve un peu du tissu fibreux, la tâche lui sera beaucoup plus facile, parce qu'il se rappellera toute l'affinité de la goutte pour les tissus fibreux. Ainsi les douleurs de toutes les articulations des membres en général, principalement celles qui se font sentir sur la longueur des os, des tibias, par exemple; les douleurs qui siègent aux testicules ou qui entourent les cuisses, en les serrant comme si elles étaient comprimées par un vêtement trop étroit; celles qui occupent les articulations du sternum, celles qui suivent sur le crâne les directions des sutures où Musgrave a recueilli des tufs goutteux (1). Qui sait si ces concrétions calcaires que l'on rencontre si souvent dans le système sanguin des vieillards, et qui se forment dans les parois des vaisseaux, et d'où ils se détachent quelquefois en faisant ainsi une ou-

(1) De Arthridite symptomaticâ. Oxford, 1703.

verture à ces vaisseaux, et occasionnent une hémorrhagie interne mortelle, une apoplexie, lorsqu'elle a lieu à la tête; qui sait, dis-je, si ces
concrétions calcaires ne sont point des produits
de la goutte? Bichat a rencontré de ces concrétions calcaires dans le trajet des vaisseaux lymphatiques, et plusieurs médecins les ont attribuées à des produits de la goutte.

Certaines douleurs fixes, quelquefois pério-
diques, ressenties dans la cavité du ventre, et que
l'on ne peut visiblement classer dans les maladies ordinaires, ne devraient-elles point être attribuées à une concrétion de cette nature, surtout si les circonstances au milieu desquelles on
l'observe, sont favorables à cette opinion ?

Lorsqu'un homme n'a eu que quelques attaques de goutte, il ne souffre point, cependant il
doit être sur ses gardes : modération dans les
travaux, continence, tempérance, sont des mots
qui ne doivent jamais sortir de sa pensée; et aussitôt qu'il vient à éprouver un malaise, un dé-
rangement quelconque, il peut être sûr que si
ce malaise augmente et finit par faire une maladie, cette maladie sera la goutte, au moins neuf
fois sur dix. Il éprouve un grand refroidissement, une grande fatigue qui aurait occasionné
une fluxion de poitrine à toute autre personne;

pour lui c'est un accès de goutte. Lorsqu'une influence morbide règne sur une ville, sur une contrée, toutes les indispositions se tournent en maladie semblable, en grippe, par exemple, si cette affection est épidémique ; de même le goutteux qui est sous une influence spéciale, *goutteuse,* si je puis m'exprimer ainsi, voit tous ses maux se tourner en goutte.

De ces choses étant bien averti, il devra donc aussitôt qu'il ressentira un malaise quelconque, il devra se mettre pendant quelques jours en traitement, moins l'application du cataplasme, c'est-à-dire qu'il prendra par jour deux ou trois doses de ma liqueur anti-goutteuse ; il boira également du lait mêlé à l'eau des jacobins modifiée, et deux ou trois verres de la tisane que j'ai indiquée ; puis pendant trois mois il suivra le traitement des goutteux qui, entre les attaques, souffrent toujours un peu, qui sont comme l'on dit atteints de goutte chronique. Ce traitement a pour but d'empêcher le retour du mal et de le détruire tout à fait. Il consiste à prendre tous les matins un verre de lait pur et bouilli, dans lequel il aura mis 25 grammes de mon eau des jacobins. Il prendra deux fois par semaine une cuillerée à bouche de ma liqueur anti-goutteuse. Avec cette dose l'on peut être

sûr que l'humeur goutteuse est attirée du milieu des organes et précipitée vers les intestins qui la rejettent au dehors. Les vomitifs ,
les purgatifs et les laxatifs fatiguent l'estomac
et les intestins, et sont nuisibles dans cette circonstance. Quant à la saignée de précaution
pratiquée de temps en temps, je la considère
comme entièrement destructive et par conséquent fort dangereuse. Lorsque la goutte enlève à la longue les malades, c'est par défaut
de nutrition, c'est par consomption. C'est alors
aider la marche du mal, que d'ôter du sang à
celui qui périt parce qu'il ne peut plus en
faire.

Aussitôt qu'un goutteux a de l'oppression,
qu'il a quelqu'affection de la poitrine, il agira
prudemment en plaçant un cautère à l'un des
bras. C'est un remède qui rend service dans
toutes les maladies de longue durée, c'est un
émonctoire par où sortent continuellement les
humeurs du corps, qu'elles soient d'une nature
goutteuse, scrofuleuse, ou tout autre.

Pour les goutteux, il est nécessaire de changer
chaque jour de flanelle de santé, et de bas qu'ils
peuvent reprendre sans les laver. Pour ceux qui
sont âgés et qui ont de la peine à marcher, il est
indispensable qu'ils se fassent faire des frictions

sèches sur toute la surface du corps. Cette mesure hygiénique, qui est bonne pour tout le monde, communique à la peau des goutteux une chaleur qu'elle avait perdue. Par ce moyen elle devient souple et animée de nouveau par une circulation active, qui est très favorable à la santé en attirant au-dehors par toute la périphérie du corps les humeurs qu'il peut contenir.

Ces frictions sur la peau se font avec la flanelle, mais beaucoup mieux encore avec une large brosse, dont la douceur est proportionnée à la sensibilité des malades. Elles doivent être pratiquées tous les matins en se levant, et tous les soirs avant de se mettre au lit. Il faut les faire rapidement et toujours dans la direction des poils, en ayant soin de s'arrêter quand l'opération devient douloureuse, ce qui arrive plus ou moins promptement selon le degré d'irritabilité de la peau.

Il est d'observation, que tous les vieillards qui usent habituellement des frictions sèches, jouissent d'une santé rare à leur âge. Cullen a vu des goutteux dont plusieurs mouvements des membres étaient perdus, et qui les ont retrouvés par l'emploi des frictions sèches.

Les bains simples, comme remèdes, sont contraires aux goutteux, ils ramollissent la peau dont ils prennent une portion du calorique en la pénétrant d'humidité. Les bains de pieds ont été défendus dans la goutte par quelques grands praticiens, et je pense avec juste raison.

Il en est de l'exercice comme des autres actes de la vie, les goutteux doivent en prendre modérément.

Cependant on trouve dans La Fontaine :

> . . . . . Goutte bien tracassée,
> Est, dit-on, à demi pansée.

En conseillant aux goutteux de prendre beaucoup d'exercice, on agit contrairement à leurs intérêts, parce qu'alors la respiration et la circulation sont activées, l'oxygène entre en très grande quantité dans les poumons, dans le sang qui s'en trouve plus facilement brûlé.

« C'est ainsi que s'explique la présence d'une
» plus grande quantité d'acide urique dans les
» urines d'un homme prenant beaucoup d'exer-
» cice, que dans celles d'un individu en repos,
» quoique le premier ne prenne que les mêmes
» aliments, et à la même dose que le dernier.
» Chez un homme qui souffre de. faim en même
» temps qu'il se trouve astreint à un mouve-
» ment soutenu, il se sécrète plus d'urine que

» chez l'homme le mieux nourri qui reste en
» repos (1). » Ainsi le mouvement facilite la
production des éléments qui occasionnent les
douleurs dans la goutte.

C'est ordinairement à la suite de ces grands
exercices que les douleurs reparaissent, que
les attaques se reproduisent. Comment expliquer que le mouvement serait bon pour
cette maladie, dans laquelle les articulations sont toujours, ou presque toujours sensibles et susceptibles de devenir douloureu-
ses? C'est agir contre la règle générale qui
veut que l'on ménage les parties délicates du
corps.

Le goutteux doit s'abstenir d'aller à la chasse,
de marcher rapidement, d'aller vite à cheval, de
se livrer enfin à tout mouvement un peu forcé
ou longtemps prolongé.

Tout le monde sait que les mouvements donnent du ton, du nerf, de la force au corps; c'est
à l'absorption de l'oxygène que ce phénomène
est dû; ce gaz réchauffe les chairs, les débarrasse
des humeurs, les purifie, et ce n'est pas sans raison que l'on remarque que la chair des bœufs
qui viennent de loin à la boucherie de Paris est

(1) Justus Liébig.

meilleure que celle provenant de ces mêmes animaux tués sans avoir ainsi voyagé. Cette absorption, bonne à une certaine dose, a des effets
destructeurs lorsqu'elle est portée plus loin
qu'il ne le faut : une personne d'un tempérament
peu solide va à la promenade ; elle en éprouve
d'abord un sentiment de bien-être qui la rend
plus apte qu'auparavant à toutes les fonctions
de la vie ; mais si elle vient à prolonger sa promenade, à la faire très longue, elle rentre chez
elle sans fatigue apparente ; cependant si elle se
met à table, elle mange peu, ou si elle prend des
aliments comme à l'ordinaire, elle ressent une
véritable difficulté à les digérer ; son repas lui
pèse ; elle est portée au sommeil, elle est dans
un grand assoupissement. Tous ces effets proviennent d'une diminution de la force vitale qui
a été trop dépensée à la promenade pour l'entretien des mouvements volontaires, et au détriment des organes de la digestion. Les grands
exercices, les promenades prolongées ne peuvent que nuire aux personnes qui sont sous l'influence du principe goutteux.

Beaucoup de médecins défendent rigoureuse-
ment le vin aux goutteux, pensant qu'il est
nourrissant. Ce liquide ne contient cependant
dans sa composition aucun principe nutritif,

mais il excite les organes digestifs, qui le sont
déjà assez naturellement chez les personnes sujettes à la goutte. Il doit être pris avec modération, en évitant avec soin celui qui est acide; ce-
lui-ci renouvelle les attaques. Les vins de liqueurs et les liqueurs sont malfaisants pour tout
le monde, aussitôt que l'on n'en use pas modérément. Quant à l'eau-de-vie, prise également avec
modération, elle ne peut être malfaisante, et voici
sur quoi je me fonde : il résulte des observations
et des expériences de Justus Liébig, qu'après
l'ingestion des boissons spiritueuses, ni l'air ex-
halé par la respiration, ni la sueur, ni l'urine, ne
renferment aucune trace d'alcool; il est donc
évident que les éléments de ce liquide se combi-
nent dans l'organisme même, son carbone formant avec l'oxygène du gaz acide carbonique.
Or, il est évident que cet oxygène ne peut être
fourni que par le sang artériel, car la circulation
est la seule voie par laquelle l'oxygène puisse
s'introduire dans l'économie. Il y a donc de
l'oxygène enlevé aux goutteux qui boivent de
l'eau-de-vie, et c'est ce que nous voulons. Il n'y
a ici à craindre que l'irritation des organes digestifs.

Les médecins partisans de la doctrine qui a
pour but de trouver la cause de la goutte dans

une trop grande nutrition, dans un excès de fibrine dans le sang, ont été frappés de ce que
l'on ne rencontre point de goutteux parmi les
ivrognes, les buveurs d'eau-de-vie, et ils disent
alors que, pour être goutteux, il ne suffit pas
de faire des excès, mais qu'il faut encore les faire
par une alimentation trop substantielle. Nous
avons déjà répondu en partie à cette prétendue
raison, en disant que le sang des goutteux ne
contient pas plus de fibrine que celui des hommes qui ne sont point atteints de ce mal. Et il
faut songer que l'eau-de-vie diminue la vitalité
du sang en molécules, d'une manière à préserver
de la goutte.

D'après ce principe il n'est pas possible qu'un
homme qui se livre à la boisson de l'eau-de-vie
jusqu'à l'ivresse, soit goutteux : l'ivresse par les
liqueurs alcooliques n'est qu'un commencement
d'asphyxie occasionnée par l'enlèvement d'une
trop grande quantité d'oxygène au sang. C'est
pour cela qu'il est si dangereux de saigner un
homme ivre; on lui ôterait encore des globules
sanguins en lui tirant de son sang, et il n'a
plus assez de ces globules : on le reconnaît à la
couleur et au peu de consistance de ce liquide.

Lorsque l'on ne fait point d'excès de l'eau-de-
vie; pendant tout le temps qu'elle est supportée

par l'estomac, qu'elle ne trouble point les fonctions digestives; son action sur l'économie n'est point aussi destructive qu'on le pense généralement. Une infinité de personnes en boivent journellement et n'en sont nullement incommodées, surtout dans la force de l'âge. C'est alors que l'on voit en faire des excès à peine croyables et cependant sans accidents autres que l'ivresse. Je connais une dame d'une trentaine d'années qui boit chaque jour environ un litre d'eau-de-vie, de véritable vieux Cognac, laquelle à un embonpoint assez remarquable, joint une fraîcheur de teint rare à son âge. Je suis le médecin d'une jeune dame créole pour laquelle l'eau-de-vie n'a plus d'attraits, elle s'est passionnée pour l'eau de mélisse des Carmes, qui est un alcoolat très fort; elle en boit, dans certains jours, jusqu'à quatre et cinq fioles pures sans le moindre mélange d'eau, et cette dame qui jouit toujours de la meilleure santé, sauf le lendemain d'un fort excès d'eau de mélisse, a des lèvres de roses et un teint dont le pur éclat brille par la couleur tendre de ses joues et la blancheur de ses chairs.

C'est en expliquant chimiquement l'action du carbone, de l'alcool sur le sang, que nous avons admis que l'eau-de-vie pouvait être prise par les goutteux sans inconvénient. Il y a cent cinquante ans l'eau-de-vie était considérée en Angleterre comme un remède efficace contre la goutte; Musgrave, que nous avons déjà cité, l'a souvent employée et en a retiré de précieux effets. Il rapporte dans son ouvrage un fait fort remarquable, c'est que des personnes qui, à l'état de santé, ne supportaient pas quelques onces d'eau-de-vie, pouvaient en boire, durant leurs attaques de goutte, jusqu'à une chopine sans aucune marque d'ivresse. Alors l'eau-de-vie se conduisait comme tous les médicaments qui agissent directement sur le sang, sur le principe de vie : en santé 25 gouttes de laudanum tueraient un homme qui en prend avec succès jusqu'à 72 à 80 gouttes lorsqu'il est malade.

C'est principalement lorsque la goutte occupait quelque viscère, tel que l'estomac, que Musgrave ordonnait l'eau-de-vie à hautes doses. Cette pratique a été imitée depuis par plusieurs médecins anglais. Le climat de la Grande-Bretagne permet ce genre de médication : en France il serait impraticable. Seulement il m'autorise à dire que l'eau-de-vie, prise parmi nous avec modération, même par les goutteux, n'entraîne point à de grands inconvénients. Mais lorsque la nutrition est troublée par défaut des fonctions de l'estomac, l'alcool de l'eau-de-vie ou de toute autre liqueur, conduit promptement à leur perte les personnes qui en font un excès. Le sang devenu pauvre en globules, devrait conserver ce qu'il en a, et le carbone de l'alcool vient les lui enlever pour former du gaz acide carbonique et sortir par les voies de la respiration. C'est dans ces circonstances que l'oxygène étant ainsi enlevé au sang, l'on voit les vieux buveurs d'eau-de-vie dessécher au point de n'avoir pour ainsi dire que la peau et les os ; leurs muscles sont comme fondus. On en rencontre quelques autres qui présentent ce caractère de n'avoir presque plus de muscles; ils sont cependant en apparence assez forts, mais lorsque l'on vient à les toucher, les chairs sont molles et flasques, et ne sont qu'une graisse presque liquide. Les hommes ainsi organisés finissent par être nuls, et ne vivent pas longtemps.

L'eau-de-vie prise par jour à une dose plus forte que 30 ou 60 grammes, est un véritable poison. Ces doses sont hautes ou faibles selon les climats que l'on habite, car ce que je dis de l'eau-de-vie, je le dis en France et au milieu de la France; je prie le lecteur de se le rappeler. C'est ainsi que Baglivi parlait des maladies, des aliments et des remèdes; il avait soin de dire à son lecteur : *Hoc scribo in aëre romano*. L'homme du nord boit facilement 3 ou 400 grammes d'eau-de-vie par jour et sans le moindre inconvénient, tandis que l'habitant de l'Italie, de la Provence même , en serait peut-être empoisonné.

Le régime alimentaire des goutteux est d'une grande importance. Beaucoup de médecins même font consister toute leur médication dans le choix des aliments qu'ils prescrivent. C'est trop accorder à ces derniers, car ce n'est qu'à la longue, c'est-à-dire dans un long espace de temps, qu'ils modifient la constitution ordinaire, et lorsque celle-ci est imbue d'une maladie, ils ne suffisent plus. Nous le répétons, les goutteux ne doivent jamais cesser d'avoir un régime plutôt régulier que sévère, ils n'oublieront jamais que la sobriété et la tempérance sont leurs ancres de salut.

Cependant nous pensons qu'il serait absurde de les soumettre au régime purement végétal qui affaiblit les organes digestifs. Pour obtenir alors un certain degré de nutrition, les organes sont obligés d'élaborer une grande masse d'aliments. Le régime végétal et lacté ont encore l'inconvénient de produire beaucoup de flatuosités, d'humeurs et de lymphe, qui obstruent les organes, principalement les poumons. Ce n'est que lorsqu'un goutteux ne peut digérer la viande qu'il doit s'y soumettre. Alors quelques prises de magnésie décarbonatée mêlée avec un peu de rhubarbe corrigeront le surcroît de flatuosités, mais la vie nutritive des goutteux doit se composer, pour qu'ils parviennent à surmonter leurs maux, de viande et de quelques légumes seulement: plus ils seront avancés en âge, plus ils se nourriront sous un petit volume, c'est-à-dire, plus ils devront manger de viandes. Les bons poissons, tels que le saumon, le turbot, les truites, etc., leur sont très favorables comme les huîtres dont ils devraient manger le plus souvent possible.

Les truffes sont malfaisantes pour tous les goutteux. C'est une observation si patente, qu'un médecin (H. Chaussier), qui fit de la goutte le sujet spécial de ses études, a publié un livre pour prouver que le principe du mal venait de la truffe.

Le jambon et les viandes qui constituent la charcuterie, l'usage trop fréquent du gibier, de certains poissons de mer, tels que le congre ou anguille de mer, sont ainsi que le homard nuisibles dans la goutte comme dans toute autre maladie.

Grâce aux médicaments prescrits ci-devant,

et avec ce régime qui n'est réellement qu'un genre de vie régulier, avec de la modération dans tous les autres actes de la vie, les personnes sujettes à la goutte verront leurs attaques s'éloigner, puis disparaître.

J'ai indiqué ces moyens de guérison déjà à un grand nombre de goutteux qui s'en réjouissent chaque jour; et je suis porté à croire que beaucoup de malades voyant l'impuissance, la nullité ou plutôt le mauvais effet du régime végétal, l'ont abandonné et ne s'en sont pas plus mal trouvés. On rapporte qu'un médecin voyant son malade goutteux occupé à manger de la viande, lui dit :

— Je vous ai fait observer depuis longtemps combien la viande est mauvaise pour la goutte.

— Oui, lui répondit le malade, mais depuis longtemps je me suis aperçu qu'elle est bonne pour les goutteux.

On trouve dans les auteurs de médecine, que la goutte est souvent due à un trop long séjour au lit, et partant de là, des médecins conseillent aux goutteux de dormir le moins longtemps possible. — C'est vraiment peu connaître la constitution goutteuse, que d'admettre que celui qui a le malheur de la posséder peut abuser du séjour au lit. Les goutteux dorment peu;

cinq ou six heures de sommeil leur suffisent pour reposer leur corps, et ce ne serait que par raison et jamais par penchant, qu'ils resteraient plus longtemps couchés.

Parmi les moyens employés pour combattre les maladies constitutionnelles, telles que la goutte, et pour les empêcher de se reproduire, l'on cite le changement de lieu, les voyages ; et ces moyens ont eu souvent d'heureux résultats.

Certaines maladies demandent pour être guéries, que la personne qui en est affectée se dirige du midi au nord. D'autres affections morbides, et c'est le plus grand nombre, ne peuvent être traitées avec succès que dans les contrées méridionales (1). La goutte pourrait être classée au nombre des dernières, car elle affecte rarement les habitants du midi, et elle sévit le plus souvent sur ceux qui se rapprochent du nord.

On attribue cet avantage des pays chauds, pour la goutte, à la grande transpiration qui y a lieu. On dit encore que dans les pays chauds la surface du corps est exempte de l'action du froid, qui fait concentrer la force vitale sur les organes intérieurs et en active l'action.

(1) Voyez pour plus de détails mon ouvrage intitulé : *De l'Influence des voyages sur l'homme et sur ses maladies.* Un volume in-8°, deuxième édition, Caumon et Cᵉ, libraires, 15, quai Malaquais.

Si la transpiration était bonne pour empêcher le développement de la goutte, elle serait
favorable à la guérison de cette maladie, et
on a abandonné tout à fait ce moyen employé
vainement sous mille formes. La goutte paraît
chez nous dans les grandes chaleurs de l'été.

Les habitants des pays chauds sont exempts
de la goutte, non parce qu'ils transpirent beaucoup, mais parce que l'air qu'ils respirent contient beaucoup de vapeurs aqueuses, et par conséquent beaucoup moins d'oxygène que celui
respiré par les gens vivant au nord. Cette raison est appuyée par cette observation : que le
sang de ces derniers contient des globules en
beaucoup plus grand nombre que celui des habitants du midi.

Une preuve de ceci, c'est que les gens du
nord sont plus énergiques et plus robustes que
ceux des contrées méridionales.

L'habitation dans des pays chauds sera bonne
aux goutteux pour favoriser la guérison de la
goutte. Je dis favoriser, car là encore les médicaments devront être employés pour venir en
aide à l'action du climat qui agirait trop lente-
ment.

Les moyens hygiéniques que nous venons
d'énumérer et que nous avons conseillés pour

éviter le retour des attaques de goutte, s'adres-
sent spécialement au corps. Il nous reste à parler de ceux qui concernent le moral et qui également ne doivent point être négligés.

S'il était possible de rendre un goutteux in-
souciant, insensible aux choses qui se passent
autour de lui, si en un mot l'on pouvait détruire
sa sensibilité, son impressionnabilité, l'on aurait encore un bon remède pour la goutte. Car si
une grande quantité de globules introduits naturellement dans le sang, imprime à l'âme de l'é-
nergie et de la puissance, par contre l'effet des
impressions morales réagit singulièrement sur
la circulation qu'elle anime et échauffe, et cette
réaction est d'autant plus forte que la sensibilité
est plus grande. Et cette sensibilité est vive chez
les goutteux; alors l'âme, facilement émue,
agitée, communique au cœur un mouvement
inaccoutumé, qui accélère la circulation et
l'absorption des globules oxygénés.

Les goutteux doivent donc éviter tout ce qui
agite l'âme. Les passions vives, comme l'amour
des femmes et du jeu, l'ambition littéraire qui
entraîne à des veilles prolongées et à une grande
tension d'esprit, leur sont pernicieuses.

Il en est de même de la fréquentation du
monde et des spectacles, de la lecture des livres

pour lesquels ils peuvent se passionner, des concerts, s'ils aiment la musique. Ils doivent encore éviter d'avoir pour amis intimes, et avec lesquels ils peuvent se rencontrer souvent, des personnes dont l'esprit et la conversation entraînante pourraient les conduire jusqu'à la discussion animée qui serait encore pour les goutteux un sujet de s'*échauffer*. Il faut, et c'est possible, qu'ils se soumettent à vivre, pour l'âme, de rapports calmes et modérés, comme d'aliments simples pour le corps.

Avec ces précautions et le secours des remèdes que nous avons conseillés plus haut, le goutteux peut être sûr, si son affection est récente, de la voir promptement disparaître à jamais, et si elle est ancienne, d'être moins souvent pris de ses attaques, qui s'éloigneront de plus en plus et disparaîtront également. Il arrivera ainsi à cet âge du retour, où la goutte cesse naturellement ses ravages sur l'homme.

TABLE DES MATIÈRES.

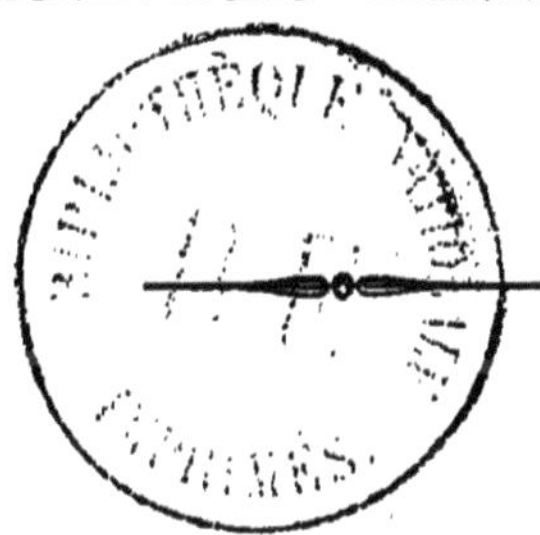